糖尿病専門病院が教える

# 日本で一番おいしい食べ方



医療法人社団 正名会
池田病院

はじめに

# 糖尿病はなぜ怖い病気なのか？

「失明」「足の切断」「人工透析」など、糖尿病を放置すると怖い合併症が待っています。しかし、本当の糖尿病の怖さは「症状がないこと」だと思います。さまざまな病状が悪化していっても、最後にならないと症状が出てきません。しかも症状が出てからでは手遅れの状態です。だから症状がなくても、血糖値が高いといわれたときからきっちりと治療を開始すべきなのです。

ところが、糖尿病の治療に対してはマイナスのイメージばかり。食事を制限される、キツイ運動をする、たくさん薬を飲む、インスリンを自分で注射するなど……。このように糖尿病治療はキツイもの、苦しいものと思っている方が多いのかもしれません。だから、健診などで少々血糖値が高いことを指摘されても、症状がないから後回しにしようと思ってしまうのです。

じつは現在の糖尿病治療は、そんなにキツイ、苦しいものではありません。そんなに厳しいことを、多くの人が続けられるわけがないのです。糖尿病患者さんは日本に1000万人もいるといわれています。だから、多くの人が継続可能な治療をはじめなければ意味がありません。食事療法や運動療法、そして薬物療法も、無理なく続けられることが一番大事なことです。

糖尿病と診断されて気を落としたり、糖尿病予備群といわれて不安を覚えた方はたくさんいると思います。でも、本当に心配はいりません。糖尿病と診断されただけでは合併症は進みませんし、糖尿病とうまく付き合っていく方法はいくらでもあるからです。

本書では解説しませんが、最近は薬物療法もずいぶん進歩して、さまざまな病気の状態に応じた治療が可能であるのみならず、「体重を落としたい」、「少し糖質を多く食べたい」、「薬を飲む回数を減らしたい」、「注射の回数も減らしたい」など、患者さんの希望・要望に応じたオーダーメイドの薬物治療も可能になってきています。

この本では、糖尿病の基本的な知識をわかりやすく解説し、無理のない食事療法、運動療法を紹介していきます。さらに、「生物時計」「体内リズム」など最近の研究からわかってきたことを科学的に取り入れた「時間栄養学」を、糖尿病、肥満、生活習慣病治療のひとつの重要なポイントとして紹介していきます。

池田病院は、患者さんの健康をサポートするおいしい食事、患者さんの体力に応じた運動、「時間栄養学」を取り入れた生活指導など、患者さん一人ひとりに適合したオーダーメイドの糖尿病治療と療養指導を提供しています。

本書は先に上梓した『糖尿病専門病院が教える　日本で一番おいしいレシピ』を医学的な見地からさらにわかりやすく、糖尿病とその食事・運動療法を解説しました。みなさんの健康のために、少しでもお役に立つことを願ってやみません。

糖尿病専門病院が教える
日本で一番おいしい食べ方……目次



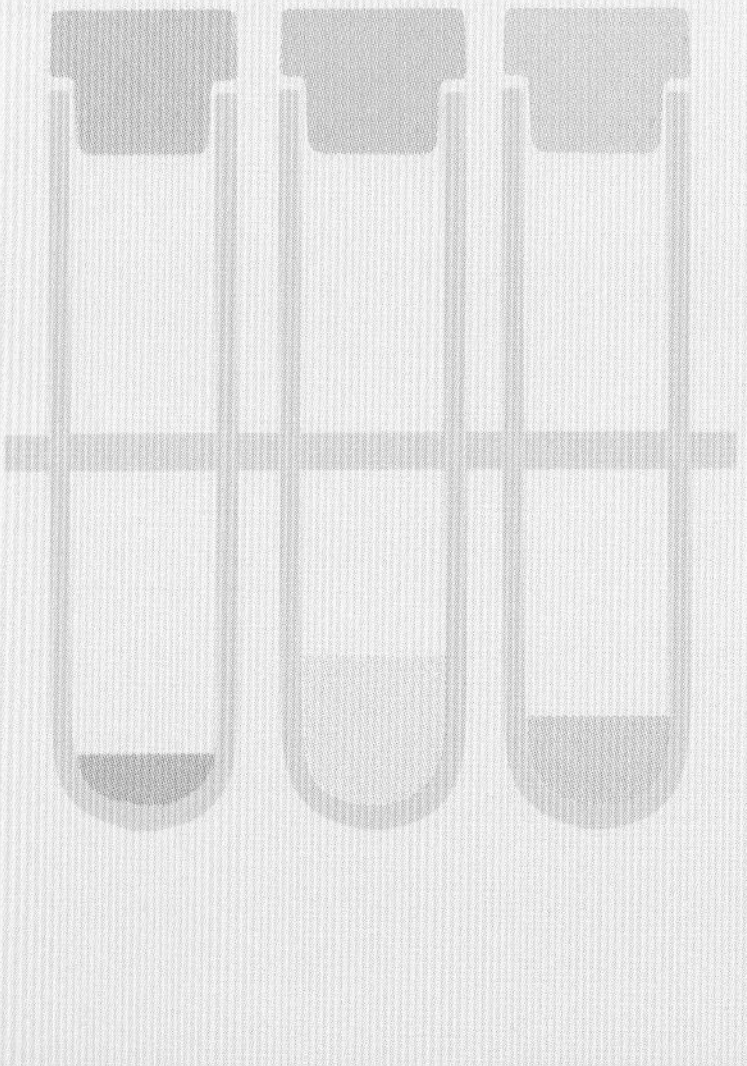

## 3章 カラダの時間を知ろう！……37



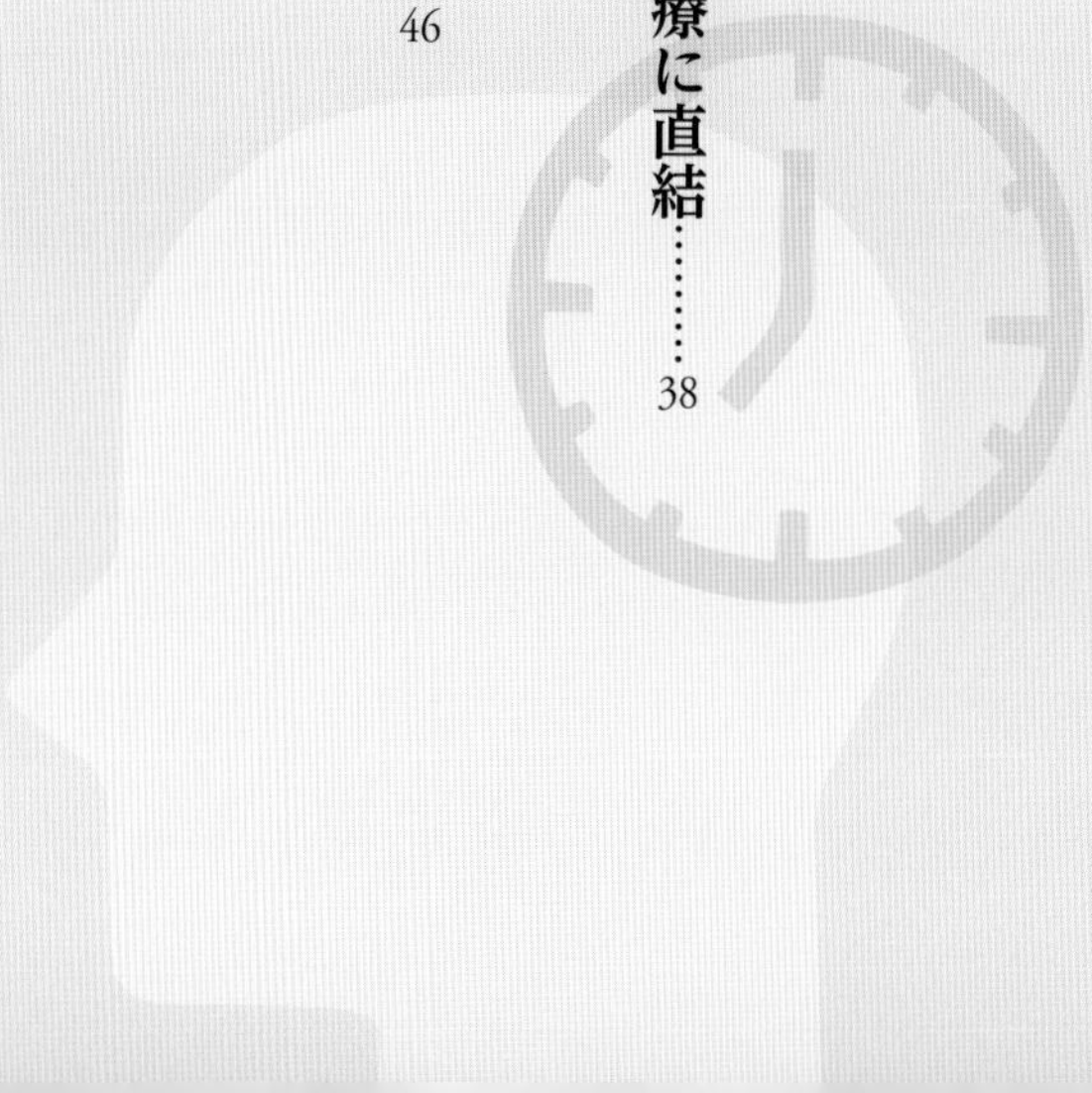

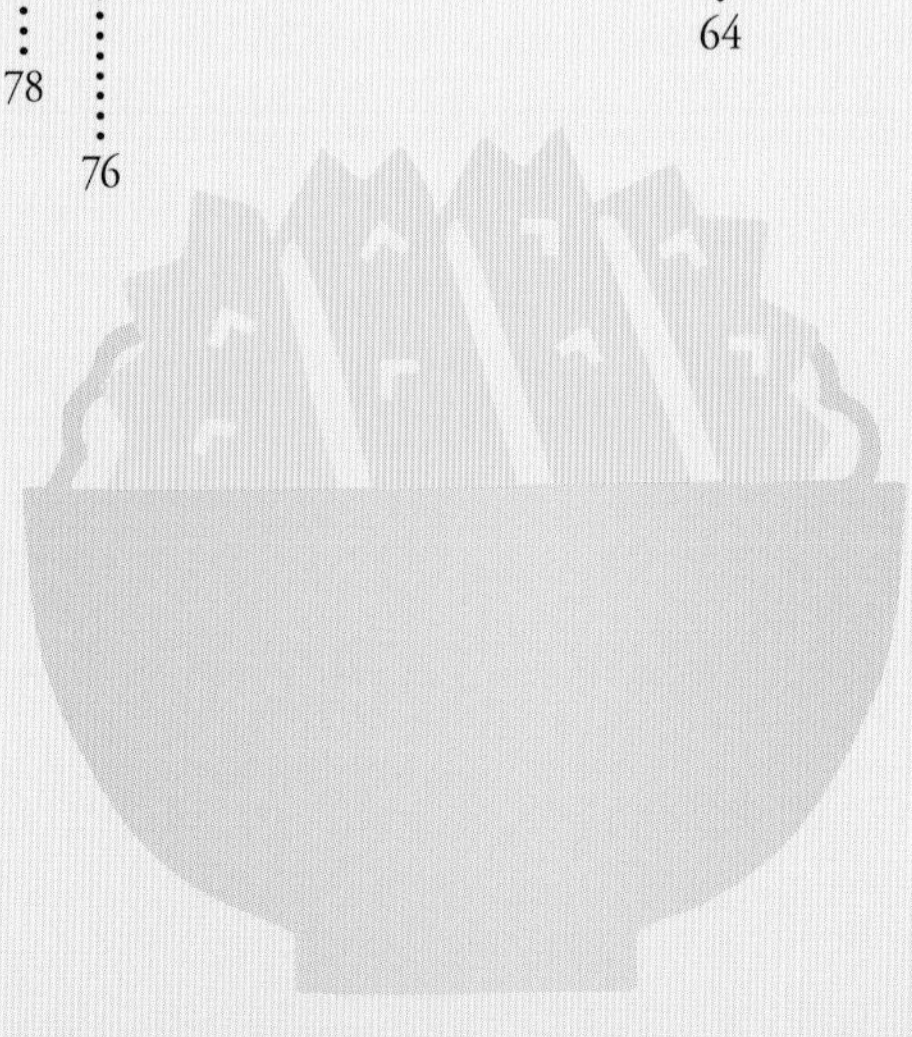

## 5章 運動を習慣にして糖尿病予防！……93



## 6章 自己管理で健康を守る………111

## 7章 池田病院の日本一おいしい食べ方 レシピのヒント……123



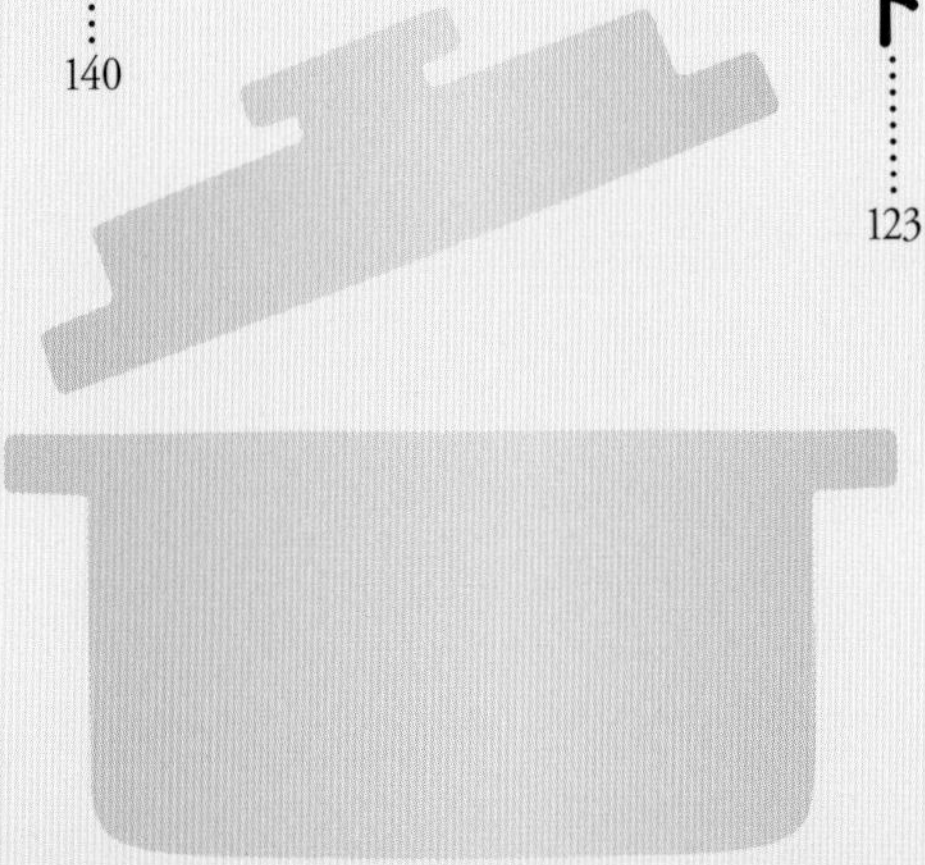

# 1

# 糖尿病と疑われたら?
# 糖尿病を知る

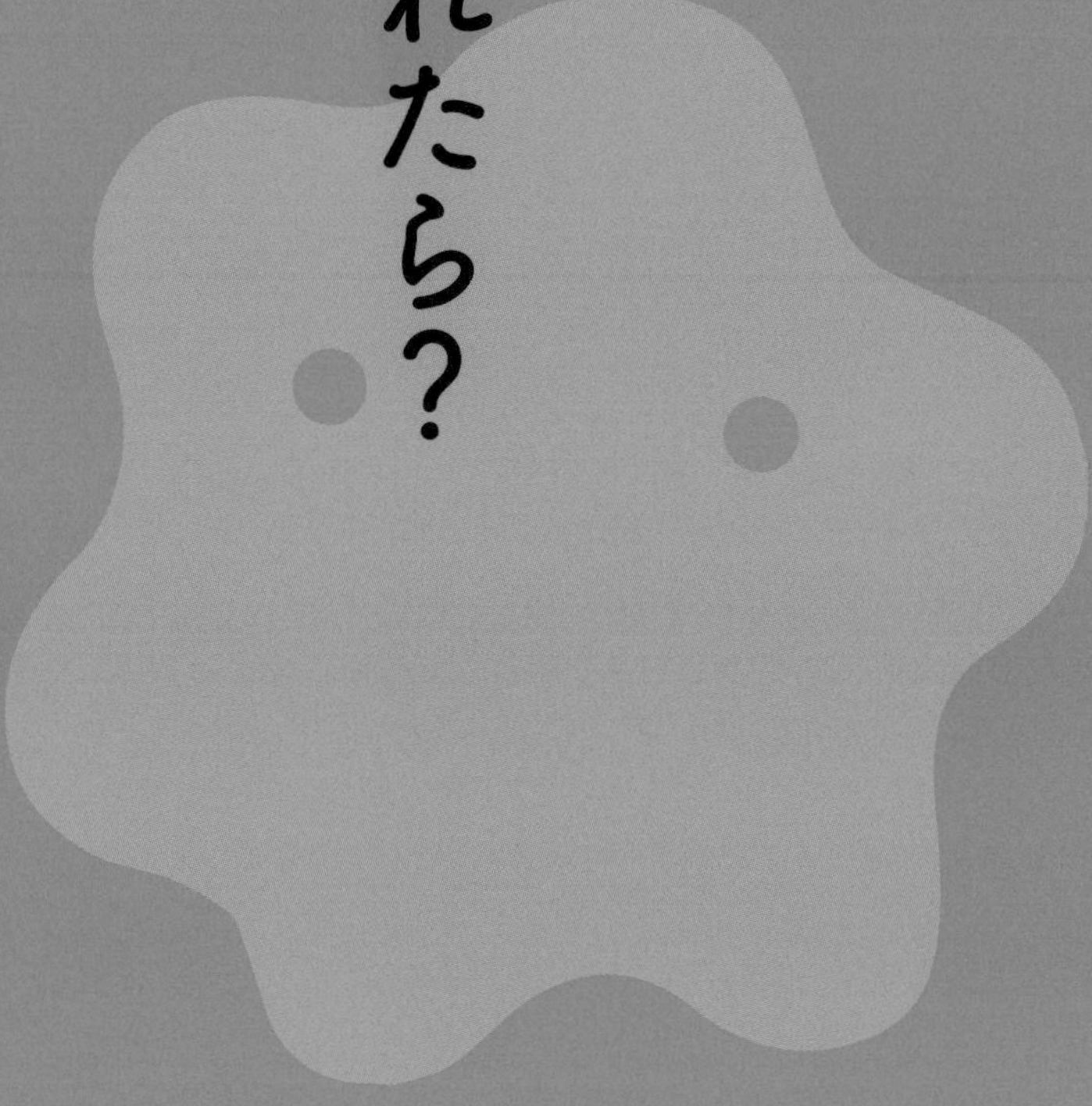

院長先生から

# 自覚症状がない糖尿病

糖尿病は、よほど進行しない限り自覚症状が出ることはない病気です。皆さんは糖尿病に典型的な症状をご存知でしょうか？「喉が渇く」、「体がだるい」、「尿量、尿回数が多い」、「足がしびれる」、「体重が減る」などですが、これらの症状は病状がよほど進行してからでないと出てこないのです。だからこそ、定期的に（健診も含めた）検査を受けて、血糖値やヘモグロビンＡ１ｃ値に注意する必要があります。高血糖にさらされた体への悪影響は、徐々に積みあがっていきます。いやなことに、この積みあがった体への悪影響は、今の医学をもってしても、後になって取り除くことが難しい場合が多いのです。ですから、できるだけ早期からきっちり治療して、高血糖による体への悪影響が少しでも積みあがらないようにしたいものです。自覚症状がないからといって放置すると、さまざまな合併症が確実に進行・出現します。後になって後悔しても、取り返しがつきません。

糖尿病治療の最終目標は「健康な人と変わらない日常生活の質（ＱＯＬ）

の維持、健康な人と変わらない寿命の確保」です。自覚症状がないからといって、甘く見ているとこの最終目標は達成できません。

ただ、一生の間に多くの人が発症してしまう糖尿病を、いたずらに怖がる必要もまったくありません。最近の薬物治療は著しく進歩しており、以前に比べるとインスリン治療が必要な患者さんも減っており、飲み薬だけで治療できる患者さんが増えています。もしも糖尿病になってしまったとしても、適切に治療をすれば合併症が進むことはありません。

怖いのは「糖尿病になること」ではなく、「糖尿病になっても自覚症状がないから、放置すること」なのです。

糖尿病をはじめとする高血圧症、脂質異常症などの生活習慣病は、一生付き合っていく慢性の病気なので、定期的に検査を受けて、食事や運動の指導をしてもらえば、病気のない人よりも健康で長生きすることも十分あり得ます。

「一病息災」という考えをもって、糖尿病、あるいは糖尿病予備群と言われてもそのまま放置することなく、定期的に医療機関で診てもらうようにしましょう。それが何より重要な予防や治療となるのです。

# 糖尿病ってどんな病気なの？

糖尿病とは、食べ物として摂る糖分がカラダの中でうまく利用できない病気です。日本の糖尿病患者さんの数は約１０００万人、糖尿病予備群の方も約１０００万人存在しています。

糖尿病の患者さんは、治療さえきちんと続けて病気を悪化させなければ、普通の人と何も変わることのない生活を楽しむことができます。ただ、糖尿病を軽く見て治療を受けない患者さんも多く、平成28年の調査では、40~49歳の男性の糖尿病患者さんのうち、治療を受けたのは約半数しかいません。そのうちのまた半数の方は無症状を理由に、治療をあっさりと止めてしまうのです。それで気付いたときには病状が進行し、合併症も出て手遅れになるのです。

糖尿病の自覚症状としては、ノドが渇く、尿が多い、カラダがだるく疲れやすい、などが挙げられますが、こうした症状はすでに糖尿病がある程度進行していることを示します。初期に自覚症状が出る患者さんはほとんどいません。ですから定期的な健康診断などで、なるべく早く病気を発見し、病状が悪くなる前に治療をはじめることが大切です。病状が悪くなってから治療をはじめていては、血糖をコントロールするまでに時間も薬も多くかかりますし、それだけ合併症が進んでしまうことにもつながります。

## 糖尿病有病者数　糖尿病予備群

## 約1000万人　約1000万人

**「糖尿病が強く疑われる者」**
**における治療の状況**
（厚生労働省調べ）

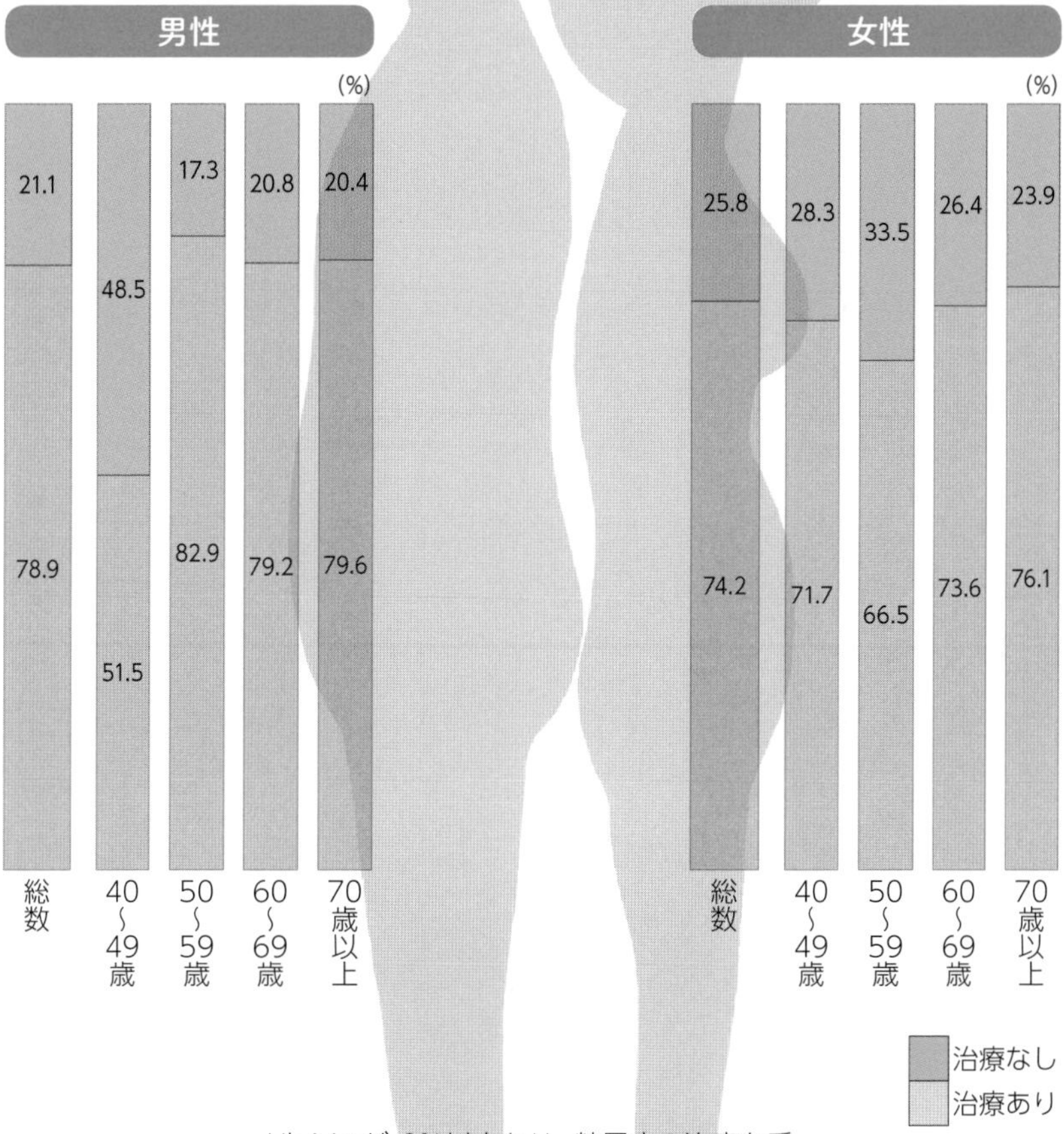


HbA1cが 8%以上あり、糖尿病の治療を受けていない方は、治療を受けている方に比べ、腎機能障害を有する割合は４年後には8倍以上に上昇するという結果もあります。
※HbA1c：ヘモグロビンエーワンシー

# 糖尿病が起こる原因は何なの？

糖尿病は、血糖値を下げるホルモンであるインスリンの効きがよくないことで、高血糖となり引き起こされる病気です。食べ物が分解されてできるブドウ糖は、もっとも重要なカラダのエネルギー源です。血液中にはブドウ糖が含まれていて、その量を示すのが血糖値です。インスリンがブドウ糖を肝臓や筋肉へ輸送する仕組みを働かせることで、血糖値は下がります。

脳がブドウ糖だけをエネルギー源にしているため、ブドウ糖が途切れないように血糖値を高める仕組みは幾重にも整っています。一方、血糖値を下げる働きをするのはインスリンだけです。そのため、インスリンがうまく作用しないと高血糖になり糖尿病を引き起こすのです。

肝臓と筋肉にブドウ糖を流し込むインスリンの作用に対し、カラダの感受性が鈍るとこの作用が十分に働かず血糖値を高めます。これがインスリン抵抗性で、内臓脂肪型肥満が深く関わっています。そのため、内臓脂肪型肥満が問題になるメタボリック症候群が注意されます。

また、もともと体質的にインスリンをたくさん出せない方は遺伝的に糖尿病になりやすい体質といえます。このような方は、あまり太っていなくとも糖尿病になることがあります。このように糖尿病はさまざまな原因で発症します。ですから、病気の状態に合った治療が必要です。

# 糖尿病は
# ブドウ糖が
# うまく
# 利用できなくなる病気

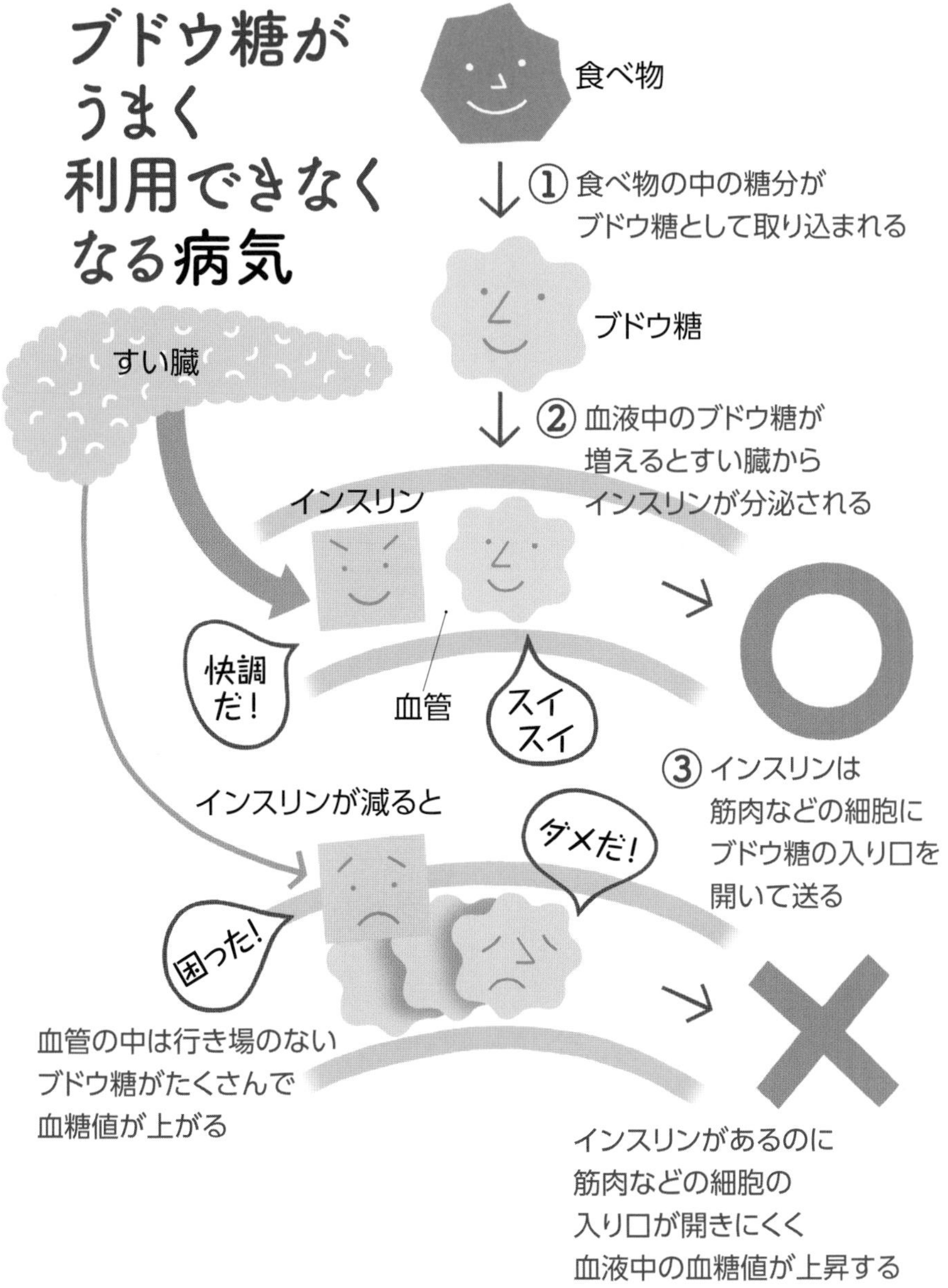
食べ物
①食べ物の中の糖分が
ブドウ糖として取り込まれる
ブドウ糖
すい臓
②血液中のブドウ糖が
増えるとすい臓から
インスリンが分泌される
インスリン
快調だ！
血管
スイスイ
③インスリンは
筋肉などの細胞に
ブドウ糖の入り口を
開いて送る
インスリンが減ると
ダメだ！
困った！
血管の中は行き場のない
ブドウ糖がたくさんで
血糖値が上がる
インスリンがあるのに
筋肉などの細胞の
入り口が開きにくく
血液中の血糖値が上昇する

## なぜ怖い？
# 糖尿病の三大合併症とほかにもある合併症

糖尿病特有の三大合併症は、「糖尿病神経障害」「糖尿病網膜症」「糖尿病腎症」です。そのほかにも糖尿病によく合併する病気として、脳梗塞、狭心症、心筋梗塞、下肢閉塞性動脈硬化症、歯周病、骨粗鬆症などがあります。ノドが渇く、尿量・尿回数が増えるなどは典型的な高血糖状態の症状ですが、これが脱水をもたらし血はドロドロ状態で詰まりやすくなり、その結果脳梗塞や心筋梗塞になる方もいます。さらに高血糖状態は抵抗力や免疫力を弱め、感染症が重篤化することもあります。このように高血糖状態がいかに生命を脅かすのかを知る必要があります。

合併症を生じるのは、糖尿病と診断されてから、治療をせずに何年もほうっておいた結果です。放置することで、血液中に増えたブドウ糖により細い血管の血流が悪くなったり、大きな血管の壁を傷つけたり、硬くさせたりして、動脈硬化が進みます。合併症の進み方は体質によりさまざまですが、血糖値をコントロールすることで合併症が進行しないことは確かです。

糖尿病による高血糖状態は、薬物治療で改善できますが、一旦悪くなった合併症は、元に戻すことが難しいのです。その状態は病気や症状をそれ以上進行させないことが治療目的になってしまいます。そのようなことから「糖尿病は合併症が怖い」といわれるのです。

# 糖尿病から発症する
# 数々の合併症！

■＝細小血管合併症
（三大合併症）

●＝大血管障害
（動脈硬化）

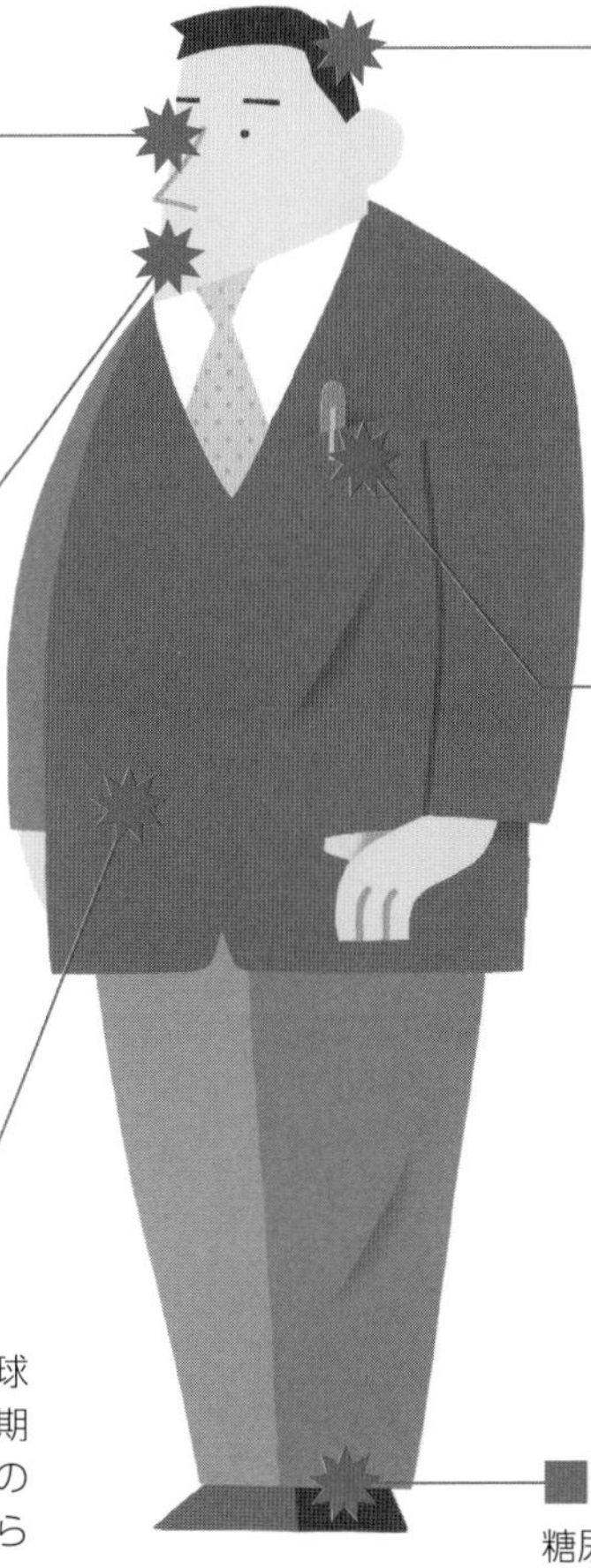

### ●脳卒中
脳卒中とは、脳出血、脳梗塞などを合わせた病気のことです。手足に麻痺が起こったり、意識を失って倒れたり、言葉が出なくなったり、ろれつがまわらなくなったりします。

### ■糖尿病網膜症
高血糖が続くと網膜の毛細血管に障害が起きます。眼底出血も起きます。末期になるまで自覚症状はありませんが、進行すれば失明の原因になります。定期的な眼底検査がとても重要です。

### ●歯周病
高血糖が続くと歯周組織の血管がもろくなります。糖尿病を治療せずに放置すると歯周病が進行しやすくなり、歯を支える骨がなくなって歯を失う原因になります。高血糖状態が続くと抵抗力が落ちて歯周病もよくなりません。

### ●心筋梗塞・狭心症
糖尿病や生活習慣病で心臓に栄養を与える冠動脈の動脈硬化が進み、血管が詰まると心筋梗塞になります。血管が詰まる以前に血管が細くなり、心臓に十分な血液がまわらなかった場合に狭心症になります。胸痛などの症状が現れますが、糖尿病神経障害があると症状を感じない場合もあります。

### ■糖尿病腎症
高血糖が長く続くと腎臓の糸球体などに障害が起きます。初期には尿アルブミンが出現し、その後に尿蛋白が出現します。さらに放置すると腎機能が低下して、慢性腎不全になっていきます。人工透析を導入される患者の約半数は糖尿病腎症が原因です。

### ■糖尿病神経障害
糖尿病になると、高血糖によって末梢神経が侵されます。痛みや温度を感じる感覚神経、手や足を動かす運動神経、心臓や内臓を動かす自立神経などが侵されます。一般的に両足の裏や足の指がしびれる、違和感を感じるなどの症状から出現します。

※糖尿病の慢性の合併症には、大きく分けて細小血管障害と大血管障害（動脈硬化）に分けられます。細小血管障害は、いわゆる糖尿病に特有の三大合併症のことです。

# 1型糖尿病と2型糖尿病はどう違うの？

1型糖尿病はカラダを病気から守る免疫システムの誤作動で、すい臓のインスリンを作って分泌する細胞の機能が損なわれ、インスリンがカラダに不足して生じる糖尿病です。2型糖尿病はインスリンを作る能力はあっても、量が少なかったりインスリンの働きが悪くなることで生じる糖尿病です。2型糖尿病は1型糖尿病に比べて遺伝的な原因が強く関係しています。

そのほかにも妊娠中の女性に起こる妊娠糖尿病、ほかの病気にともなって起こる二次性糖尿病などもあります。日本人の糖尿病は2型糖尿病が大部分を占めます。

1型糖尿病が注射などでインスリンを補充しないと生存できない状態になることが多いのに対して、2型糖尿病はインスリンの働きが弱いことで血糖値が高くなるので、まずは食事療法や運動療法などで病気の発症や進展の防止を図ります。それでも血糖値を正常に保てない場合に薬物療法、さらにはインスリンを補充する治療が必要になる場合もあります。

欧米では2型糖尿病の患者さんは太っている方が多く、日本人はあまり太っていなくても発症する方が多いのが特徴です。年齢とともにインスリン分泌は低下する傾向にありますが、食事や運動不足などの生活習慣の影響も大きく、中高年以降に発症する方が多い病気です。

# 糖尿病の95%は「2型糖尿病」で生活習慣病です

2型糖尿病は戦後に激増しました。それに合わせるように穀物の消費量が激減しています。欧米型への食生活やライフスタイルの変化が大きく関わっていると考えられています。

## 1型およびその他の糖尿病

すい臓がインスリンをほとんど、あるいはまったく作ることができないために高血糖になるのが1型糖尿病です。

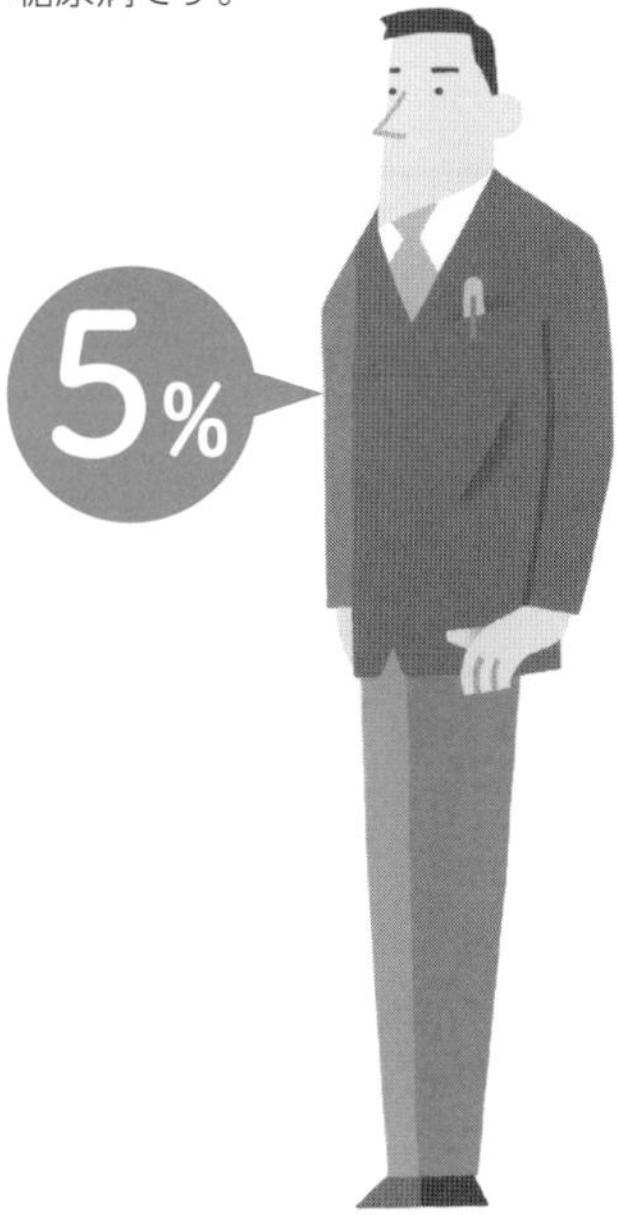


## 2型糖尿病

すい臓はインスリンを作り出すものの、その量が十分ではないか、インスリンが十分作用しないために高血糖になるのが2型糖尿病です。

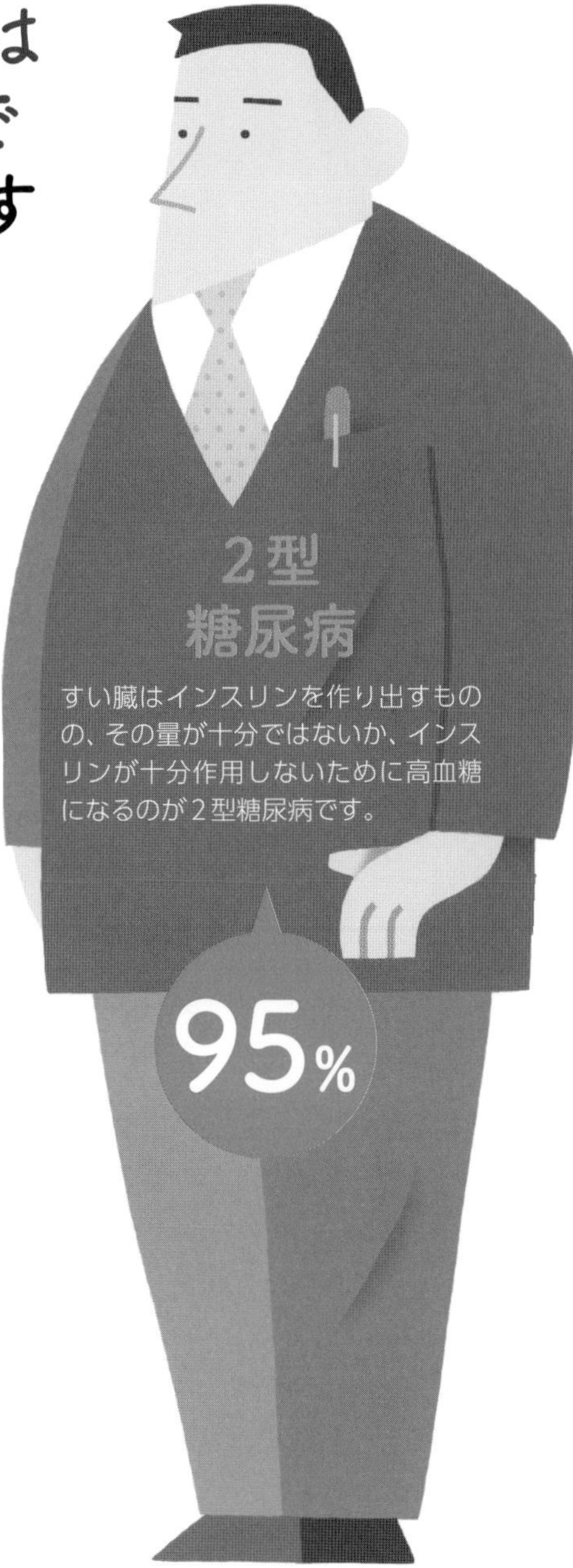

# 糖尿病はどのように診断されるのか

糖尿病はみなさんもご存じの、地域の公的検診や職場の検診によって発見されることが一般的です。血液検査や尿検査の数値に異常が出て、「再検査」を勧められた方もいるのではないでしょうか。では、糖尿病はどんな検査で、どのように最終的な診断が下されるのでしょうか。

糖尿病は、血糖値が高い状態がずっと続いているかどうかを判定して診断結果を出します。そのために血糖値とＨｂＡ１ｃ《ヘモグロビンエーワンシー》の二つを同時に測定します。血糖値は血液中のブドウ糖の濃度、ＨｂＡ１ｃは過去１～２ヵ月間の血糖値の平均を示すものです。

初回の測定値が両方とも「糖尿病型」ならすぐに糖尿病と診断されます。しかし、初回の検査でどちらか一方のみが「糖尿病型」なら再検査になります。ただし、初回検査で糖尿病の症状や合併症の糖尿病網膜症がある場合は、血糖値のみ「糖尿病型」であっても糖尿病と診断されます。

再検査でも二つの検査を行います。初回に血糖値が「糖尿病型」とされた場合は、再検査で血糖値とＨｂＡ１ｃのどちらか一方が「糖尿病型」であれば糖尿病。初回にＨｂＡ１ｃのみが「糖尿病型」であった場合は、再検査で血糖値が「糖尿病型」であれば糖尿病と診断されます。初回検査と再検査でＨｂＡ１ｃのみ「糖尿病型」であった場合は糖尿病と診断されません。

# 糖尿病の判定は血糖値とHbA1cの二つの検査で判定

糖尿病は血糖値とHbA1cの値で判定されますが、どちらか一方だけが糖尿病型の場合は再検査を行います。そのときに境界型を見つけるのに役立つのが「ブドウ糖負荷後２時間血糖値」です。下の図表はこの検査によって分類された「正常型」「境界型」「糖尿病型」を示しています。

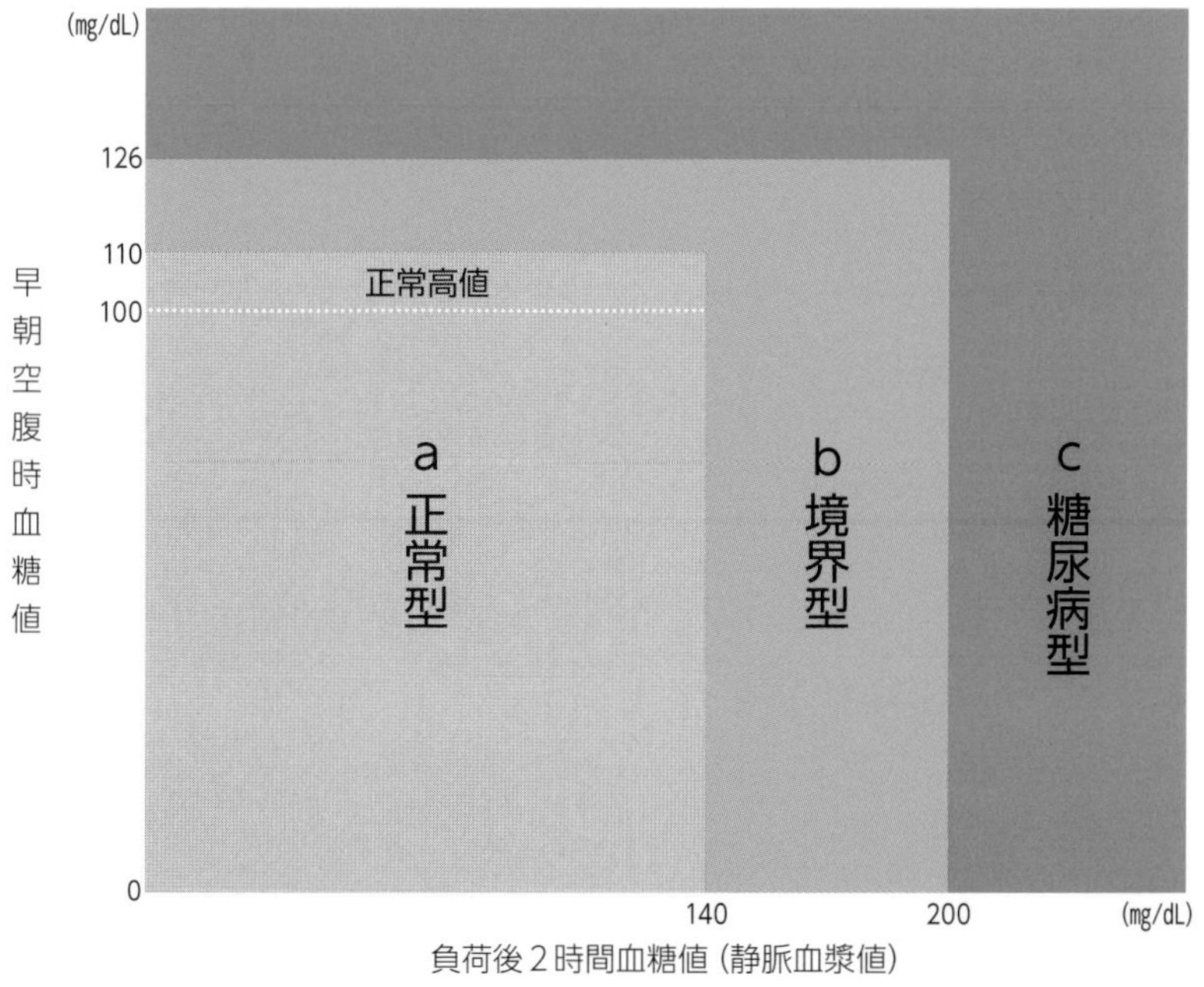


### a 正常型（正常高値）

正常型の枠内にいながらも、血糖値が境界型に接している方は正常高値と判定されます。こちらは糖尿病予備群になります。

### b 境界型

血糖値が正常値ではないが、糖尿病とも診断されないのが境界型。いずれ糖尿病になる可能性が高い糖尿病予備群です。

### c 糖尿病型

検査で２回糖尿病型と確認できるなど、一定の条件を満たすと糖尿病と診断されます。

# 糖尿病はこんなふうに進む

糖尿病は別名「サイレントキラー（静かな殺し屋）」と呼ばれるくらい初期症状がありません。そんな自覚症状のない高血糖でも、放置すれば怖い合併症はどんどん進んでいきます。糖尿病はどのように進行するのか、糖尿病の診断やそれにともなう検査、症状の進み方などを図表にしました。糖尿病と告げられて後回しにせずに、症状が何もなくても、血糖値が高いといわれたときから治療は開始すべきです。

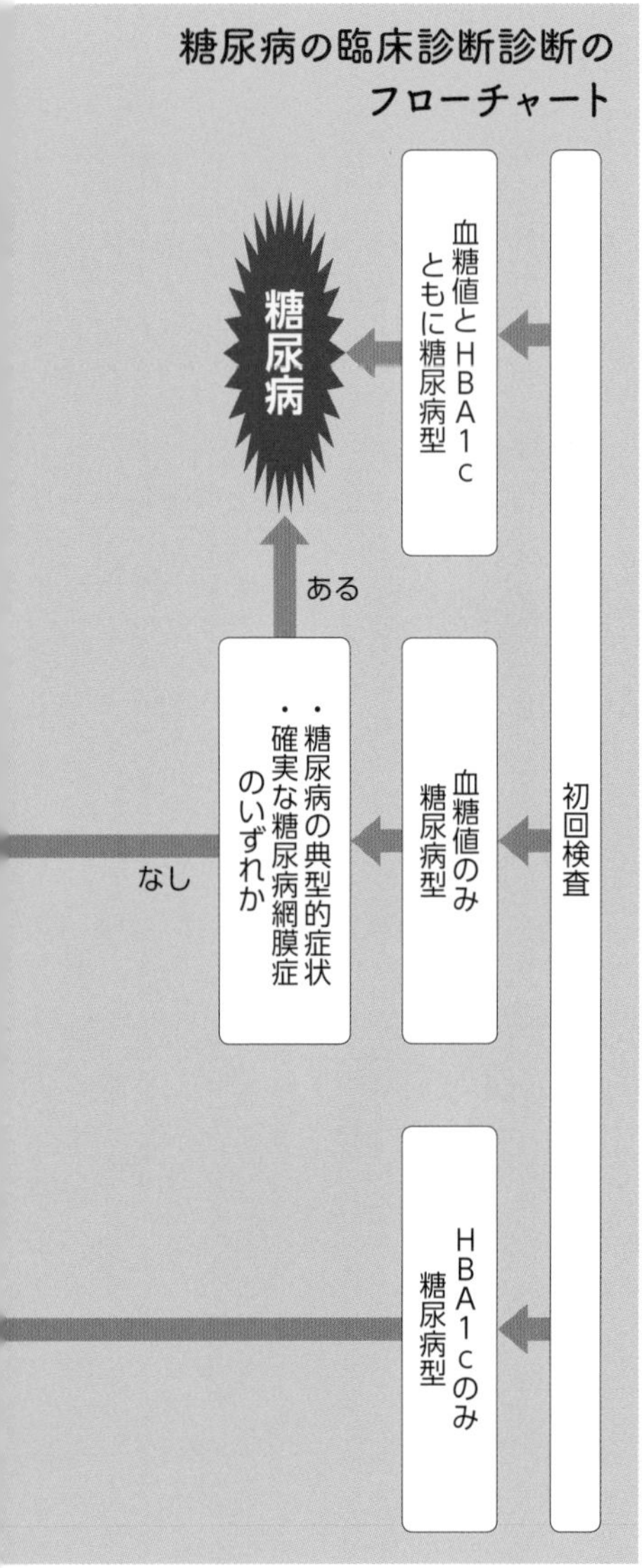


「糖尿病診療ガイドライン 2019」
（日本糖尿病学会）より改変

## 糖尿病などの生活習慣病の進み方

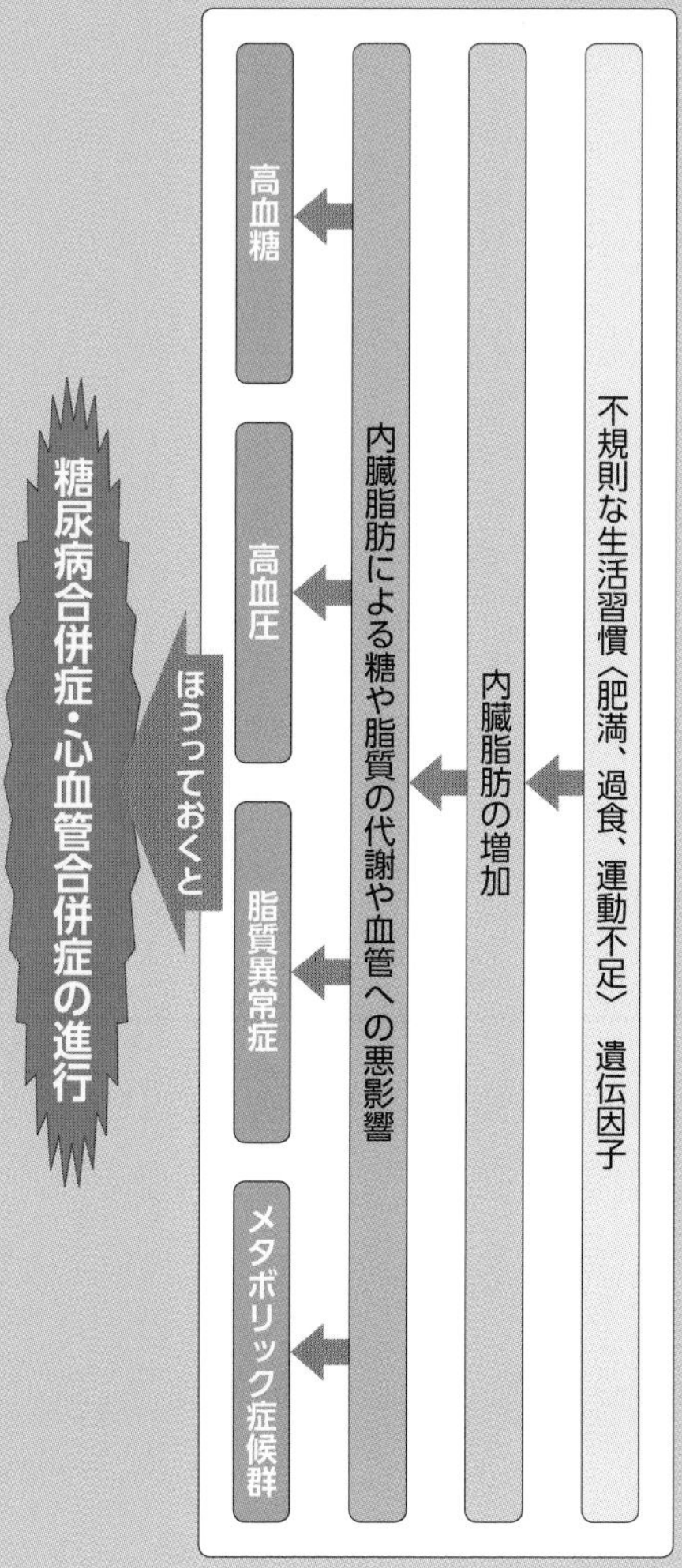


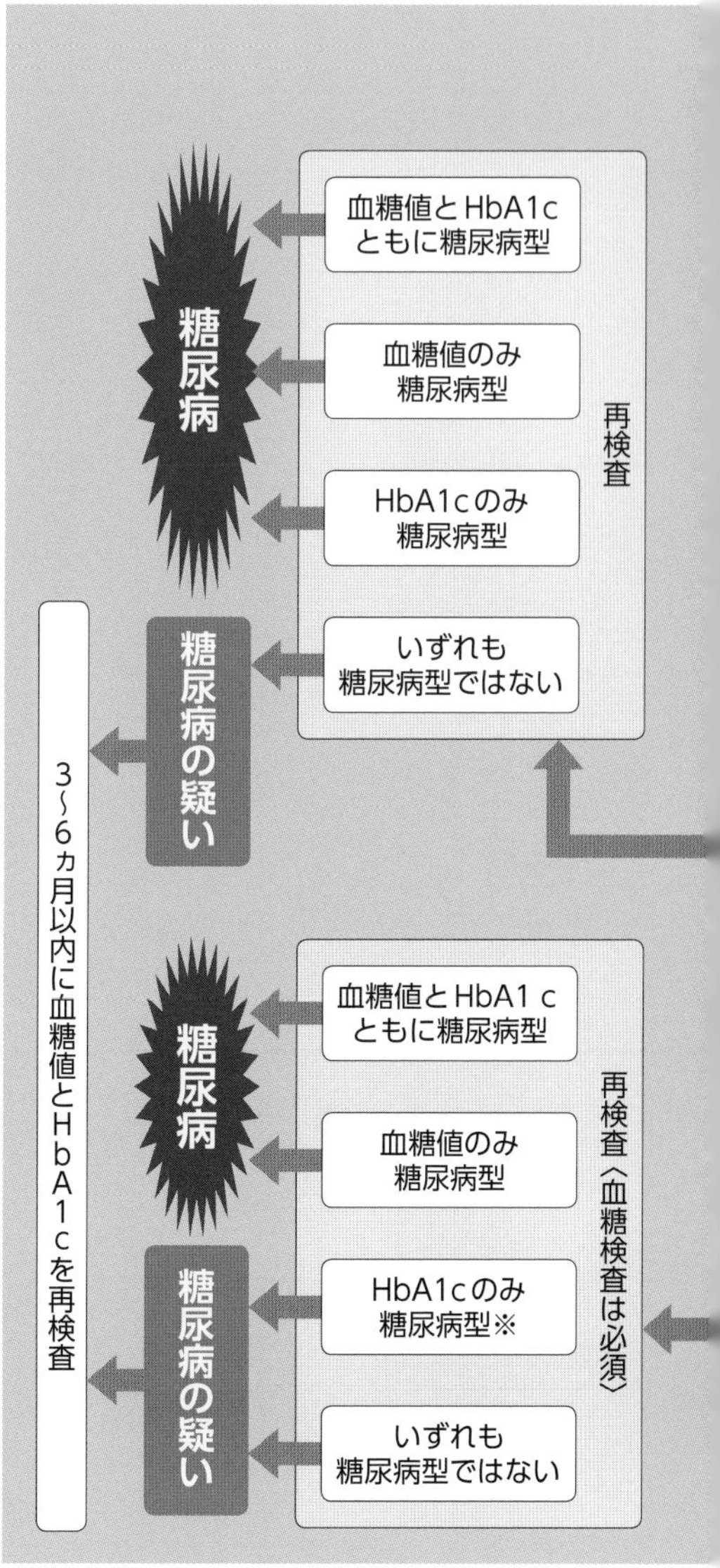


※ HbA1c のみの反復検査では糖尿病と診断できない

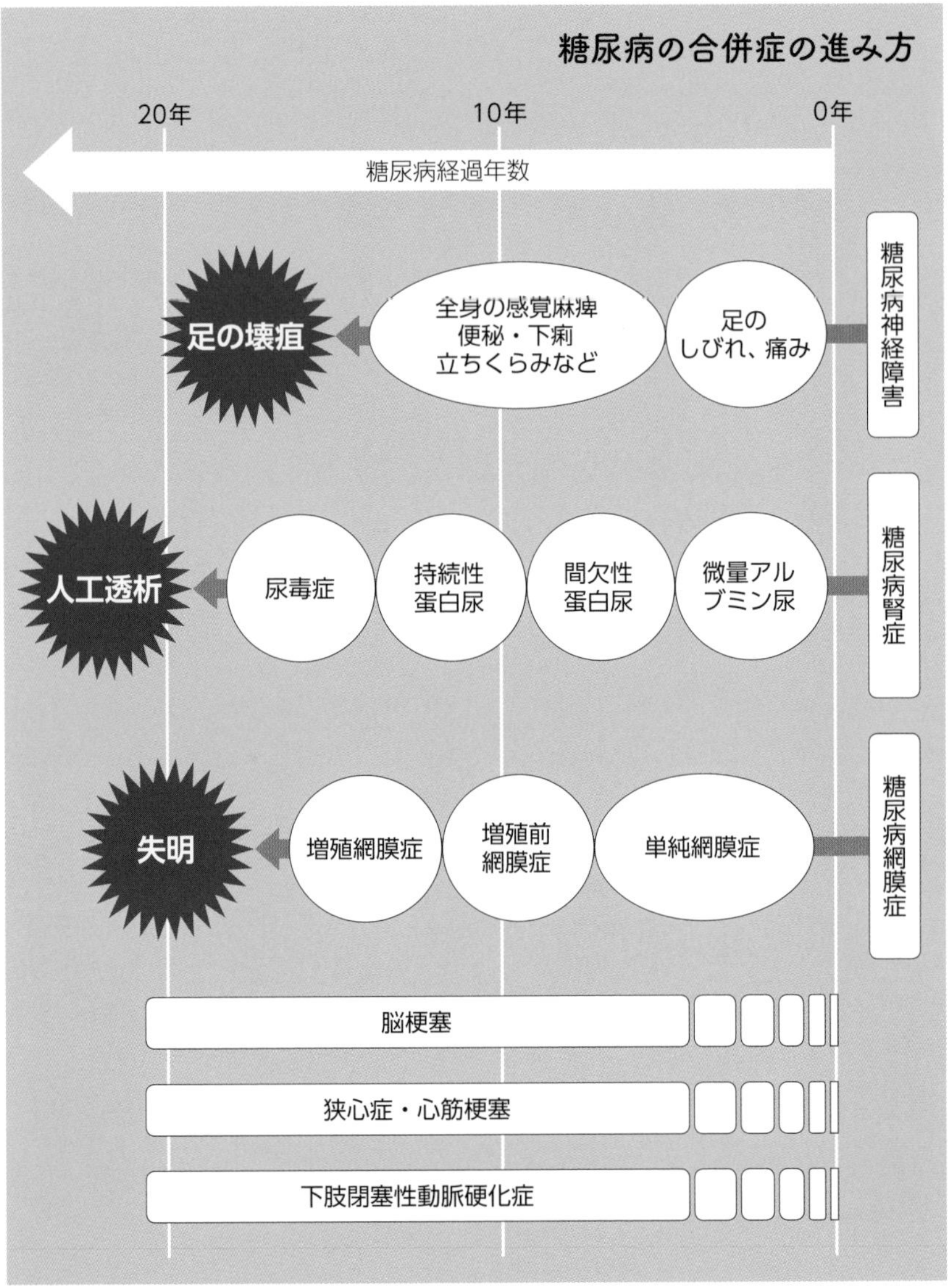


※合併症の進行具合は人によって違います。
※肥満や高血圧、脂質異常症、喫煙などの危険因子が多い方は、
糖尿病のあるなしにかかわらず動脈硬化が進行します。

# 2 こんな生活が糖尿病を招く！ あなたのヘルスリテラシー度

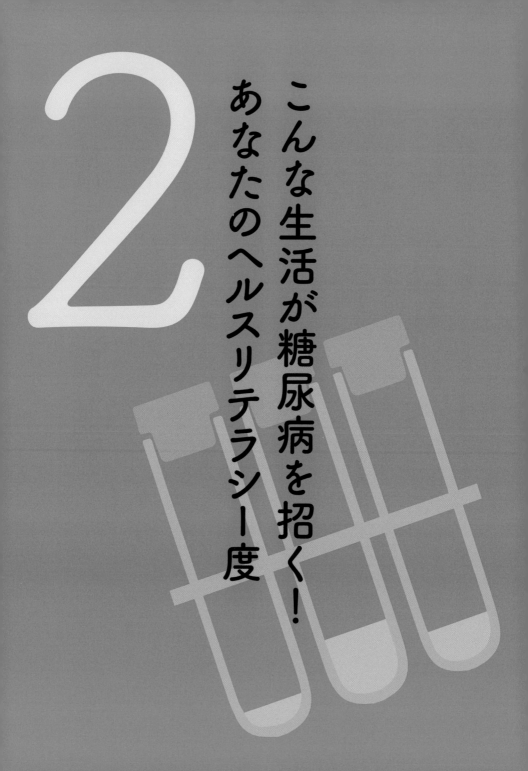

院長先生から

# 怖い「肥満」と「隠れ肥満」

糖尿病を語るうえで、絶対に避けて通れないものは「肥満」です。「糖尿病は万病のもと」といわれますが、そのさらに源流には「肥満」があることが多く、肥満は、糖尿病をはじめとした生活習慣病の諸悪の根源なのです。欧米人に比べて日本人は、やせていても糖尿病を発症する人が多いですが、最近では欧米人と同様に肥満が原因で糖尿病になる人が増えています。

肥満は、単に体重が多いというだけでなく、体に脂肪が多く蓄えられた状態です。体に入ってきたエネルギー（食べた量）が、消費するエネルギー（運動量）より多い場合に、体はそのエネルギーを脂肪に置き換えて、体のあちこちに蓄えます。このあちこちに蓄えられた脂肪が悪さをするわけです。

肥満は、高血糖、高血圧、脂質異常など、いわゆるメタボリックシンドローム（メタボ）を引き起こしやすく、やがて動脈硬化を引き起こし、最終的には心筋梗塞、脳梗塞など生命を脅かす重篤な病気を引き起こすことになります。これは内臓脂肪が「インスリンの効きを悪く」して、血糖値や中性脂肪などを上げ、善玉コレステロールを下げ、さらに血圧も高くなることが多く、これらが重なって動脈硬化を引き起こすとされています。

ただ、最近では肥満でなくとも「インスリンの効きが悪く」なる状態があることがわかってきています。あまり太っていなくとも肝臓に脂肪がたまる「脂肪肝」や、筋肉に脂肪がたまる「脂肪筋」がインスリンの効きを悪くして、血糖値や中性脂肪値を上昇させ、メタボと似た状態に陥ります。ですから、太っていなくとも健診などで血糖、コレステロール、中性脂肪、血圧、尿酸などの異常を指摘された場合は、放置せず早めに医療機関で相談したほうがよいでしょう。

脂肪肝や脂肪筋は体質的になりやすい人がいるとされますが、いずれにしても大事なことは、なるべく体に脂肪をため込まないこと。そのために重要なのが「食事」と「運動」、さらに本書で詳しく説明する「生活リズム」です。

食事・運動・生活リズムに関する知識を深めて、健康的な生活を手に入れたいものです。

## 知れば人生まるまる得する、糖尿病リスク

糖尿病を克服するのは結局のところは〝自分〟です。医師や栄養士から適切なアドバイスを得て、運動療法や食事療法を開始しますが、それを実行するのは〝自分〟以外にはあり得ません。〝自分〟がしっかりしないと糖尿病は克服できない病といえます。

そんなときに心得ておきたいのが「ヘルスリテラシー」です。難しい言葉ですが、要は健康情報を入手して、よく理解し、評価し、うまく活用するための知識を持つことであり、その意欲を高め、能力を磨くこと。そしてそれによって健康を作り上げ、豊かな生活をエンジョイする、ということです。

糖尿病は初期症状がほとんどない病気です。そこがこの病気の怖さですが、さらに対処を誤ると病気は着実に進行するのです。そうした糖尿病の特性をしっかり知ることで、「症状がないから病気は進んでいないのだろう」とか「お酒を控えればいいのだろう」といった誤った判断や安易な処置をしないようになります。

「ヘルスリテラシー」を高めるとは、ヒトがよりよく生きるために学ぶということです。糖尿病を克服するために、「糖尿病って何だ？」と好奇心を持ってみましょう。

# Health Literacy

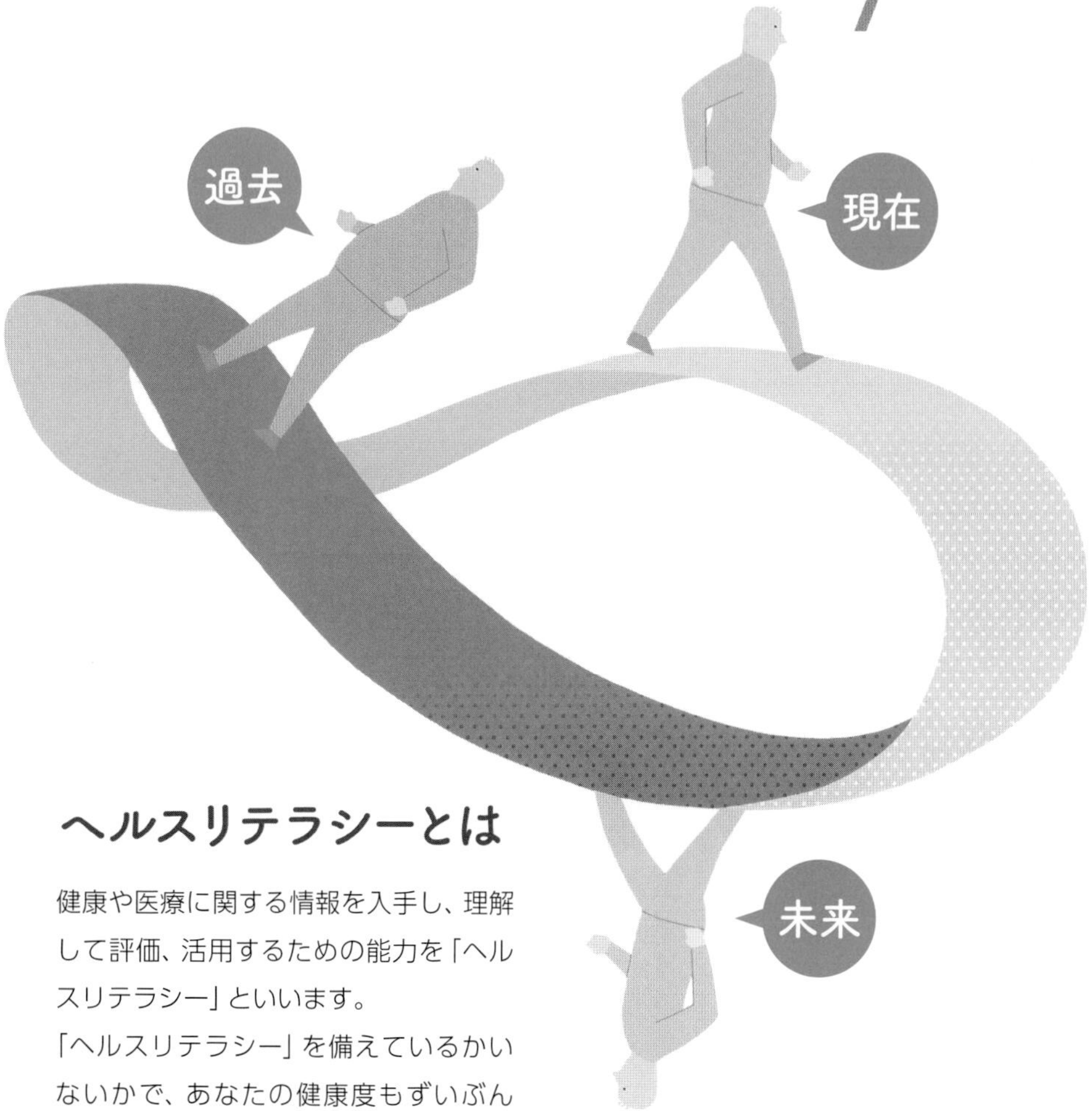


## ヘルスリテラシーとは

健康や医療に関する情報を入手し、理解して評価、活用するための能力を「ヘルスリテラシー」といいます。

「ヘルスリテラシー」を備えているかいないかで、あなたの健康度もずいぶん違ってきます。

# 糖尿病は健康診断書のココを要チェック！

みなさんは健康診断書の数値の意味をどのくらい理解しているでしょうか。ここでは、糖尿病に関連する、押さえておきたい検査項目をピックアップし、検査数値の読み解き方や見方などをカンタンに解説しました。

## 健康診断でもする検査

### 血糖値（空腹時）

糖尿病や糖代謝異常の診断を行う。

| | |
|---|---|
| 基準値 | **70～110mg/dL** |
| 見　方 | 空腹時血糖126mg/dL以上で糖尿病の可能性があります。 |

血糖値は血液中のブドウ糖の濃度の値で、食前と食後でその値が変化していきます。食事をすると、食べたものからブドウ糖を吸収し血糖値が上がり、インスリンが分泌されることで血糖値は下がっていきます。

### 尿蛋白検査

試験紙を用いて尿の中のタンパク質を調べる検査。

| | |
|---|---|
| 基準値 | **陰性**（－）、**陽性**（＋）で表す。 |
| 見　方 | 陽性は1～3で示され、陽性の場合は再検査を行う。 |

尿蛋白検査は腎臓病を診断するために重要な検査です。糖尿病腎症が進行すると尿蛋白が出ますが、糖尿病が原因で出ている場合は、よほど合併症が進んだ状態と考えられます。糖尿病以外の病気でも尿蛋白が出ることがあります。尿蛋白が続くようなら腎臓専門医を受診することをお勧めします。

### 尿糖検査

試験紙を用いて尿の中の糖分を調べる検査。

| | |
|---|---|
| 基準値 | 結果は**陰性**（－）、**陽性**（＋）で表す。 |
| 見　方 | 尿糖が陰性（－）の場合は正常。陽性（＋）の場合には再検査が必要です。 |

尿の中に含まれるブドウ糖を測定します。健康であれば、糖は尿にほとんど排出されません。しかし腎臓の機能に異常があるときや、血糖値が一定の数値を超えたときなどに、糖がもれ出てきます。これが尿糖です。

## 血清クレアチニン検査

腎臓の機能に異常がないかどうかを調べる検査。

| | |
|---|---|
| 正常値 | **男性＝1.2mg/dL以下**<br>**女性＝1.0mg/dL以下** |
| 見　方 | 8.0mg/dL以上となると透析導入が検討される。 |

クレアチニンは血液中にある老廃物の一種。本来、尿へ排出される物質ですが、腎臓の機能が低下すると、排出されずに血液中に溜まっていきます。そのため血清クレアチニン値が高いということは、腎臓のろ過や排泄といった働きが落ちていることがわかります。

## BMI

肥満度を手軽に知ることのできる指数。

| | |
|---|---|
| 標準体重 | **18.5～25未満** |
| 見　　方 | 18.5未満は低体重（やせ）、25以上は肥満と判定されます。 |

BMI＝体重kg÷（身長m）$^2$で算出されます。日ごろから肥満度を把握することは健康維持のためにも重要です。日本肥満学会では、BMIの数値で22をもっとも病気になりにくい体重（適正体重）としています。BMIが25以上では、糖尿病、高血圧、脂質異常症などの生活習慣病にかかるリスクが高まります。

## 脂質代謝検査

血液中の脂質の状態を調べる検査。

**●総コレステロール**

| | |
|---|---|
| 見方 | 221mg/dLは高コレステロール血症 |

**●LDLコレステロール**

| | |
|---|---|
| 見方 | 120～139mg/dLは境界域高LDLコレステロール血症<br>140mg/dL以上は高LDLコレステロール血症、糖尿病があれば120mg/dL以下が目標 |

**●HDLコレステロール**

| | |
|---|---|
| 見方 | 40mg/dL未満は低HDLコレステロール血症 |

**●中性脂肪**

| | |
|---|---|
| 見方 | 150mg/dL以上は高中性脂肪血症 |

**●non-HDLコレステロール**

| | |
|---|---|
| 見方 | 150～169mg/dLは境界域高non-HDLコレステロール血症<br>170mg/dL以上は高non-HDLコレステロール血症 |

## 血圧検査

糖尿病や糖代謝異常の診断を行う。

| | |
|---|---|
| 目標値 | **130/80mmHg未満** |
| 見　方 | 140/90mmHg以上が高血圧になりますが、糖尿病患者は目標値未満が理想。 |

血圧が高いと動脈硬化が進行したり、腎臓が悪くなったりします。高血圧症は最も多い生活習慣病ですが、糖尿病に高血圧症が加わると、動脈硬化のリスクが6～7倍高まります。

## 糖尿病と診断してからする検査

### 眼底検査

眼底カメラで網膜の血管の状態をみる。

| | |
|---|---|
| 基準値 | **0 (Scheie分類)** |
| 見　方 | 動脈硬化性変化、高血圧性変化をS1～4の数字で進行度を判断する。 |

糖尿病で高血糖の状態が続くと、眼底部に毛細血管瘤ができたり、出血や白斑などの変化が観察され、やがて視力障害を引き起こします。自覚症状が出るころにはかなり進行し、治療が困難な場合も少なくありません。

### アキレス腱反射

運動・感覚神経障害の指標になる。

| | |
|---|---|
| 基準値 | **勢いよく腱反射の反応がみられる。** |
| 見　方 | 反射が弱かったり、反射がない場合は神経障害を疑う。 |

腱反射用のハンマーでアキレス腱を叩き、正常な反射が出るか確認します。糖尿病神経障害の診断基準ではアキレス腱反射検査は評価項目のひとつになっています。

## 糖尿病の疑いのある時にする検査

### HbA1c（ヘモグロビン エーワンシー）

血糖のコントロール状態を判定する検査。

| | |
|---|---|
| 基準値 | **4.6～6.2%（NGSP値）** |
| 見　方 | 6.5%（NGSP値）以上が糖尿病型と判断されます。 |

赤血球に含まれるヘモグロビンにブドウ糖がくっついたものをHbA1cといいます。赤血球の寿命（約4ヵ月）が来るまでHbA1cの状態は変わらないため、過去1～2ヵ月の血糖値の状態を診ることができます。血糖コントロール指標として信頼性が高く、最も重要な検査です。

### 75グラム経口ブドウ糖負荷試験

糖尿病や糖代謝異常の診断を行う。

| | |
|---|---|
| 基準値 | **空腹時血糖値110mg/dL未満、負荷後120分値140mg/dL未満** |
| 見　方 | 空腹時血糖126mg/dL以上、負荷後120分値200mg/dL以上で糖尿病型と判断。 |

糖尿病が疑われる患者に、10時間の絶食後に一定量のブドウ糖水溶液を飲んでもらい、一時的な高血糖を誘発させ、一定時間経過後の血糖値の値から、糖尿病であるかどうかを判断する検査です。

## 尿中アルブミン検査

腎症の発症を教えてくれる検査。

| | |
|---|---|
| 基準値 | **30mg/g･Cre未満** |
| 見　方 | 30～299mg/g･Creの場合は糖尿病腎症など腎臓に障害を抱えている。 |

糖尿病腎症を早期に発見するために必要な重要な検査です。糖尿病で腎臓が悪くなってきた時に、最も早く上昇してくる尿検査で、これは糖尿病と診断された患者さんで3ヵ月に1回測定ができます。

## グリコアルブミン（GA）

直近2週間の血糖のコントロール状態を判定する検査。

| | |
|---|---|
| 基準値 | **11～16%** |
| 見　方 | 基準値より数値が高ければ高いほど、血糖値の高い状態が続いていたことを示す。 |

HbA1cが過去1～2ヵ月の血糖値の状態を診るのに対して、過去2週間分の血糖値のあらましを反映します。献血にいくと、グリコアルブミンを計測してもらえ、糖尿病の診断のきっかけになることがあります。

## 振動覚検査（C128音さ）

感覚障害の指標にする検査。

| | |
|---|---|
| 基準値 | **正常（C128音さ：10秒より長い）** |
| 見　方 | 軽度低下（同：10秒以下5秒以上）、<br>高度低下（同：5秒未満） |

音さという叩いて振動させる器具をくるぶしの内側にあて、振動を感じるかどうか、何秒間振動を感じ続けるかを確認します。10秒以上振動を感じていれば正常と判断されます。

## こんなことが糖尿病に影響する

# やれることから着実に実行してみよう！

2型糖尿病は生活習慣病といわれます。ヒトが生活していく上で関わる「食生活」「生活習慣」「環境」「運動」「治療態度」「ストレス」「体型」といった、さまざまな要素が病気の引き金になるというわけです。いずれも生きている証のような要素ばかりですが、そこが糖尿病が生活習慣病といわれる理由なのです。

ここでは、糖尿病に影響する生活習慣を「糖尿病予防や病態に影響する生活・環境因子」として掲載し、その影響度の大きさを◎＝影響「大」、○＝影響「中」、無印＝影響「小」として記しています。「ある、ある！」という生活習慣がたくさん出てきますが、チェックしてみてください。そして一つでも改善できるように取り組んでみましょう。

| 食生活 | |
|---|---|
| 過食・ドカ食い | ◎ |
| 1日1～2食・朝食欠食 | |
| 早食い | ◎ |
| 不規則な食事（食事時間・回数） | |
| 咀嚼（そしゃく） | |
| 間食 | ◎ |
| 過度のアルコール | |
| 野菜嫌い | |
| 動物性脂肪（肉好き・揚げ物好き） | ◎ |
| 清涼飲料水の多飲 | ◎ |
| 外食頻度 | |
| 宴会 | |
| 偏食 | |

| 体型 | |
|---|---|
| BMI | ◎ |
| 体重増加（20歳から） | ○ |
| 体脂肪量 | |
| 内臓脂肪 | ◎ |
| 筋肉量 | |

| ストレス | |
|---|---|
| 趣味 | |
| 喫煙 | ○ |
| 喫煙歴 | |
| 休日（1日以下／週） | |

| 治療態度 | |
|---|---|
| 定期検診 | ◎ |
| 服薬コンプライアンス | ◎ |
| 健康診断 | ○ |
| 自己測定頻度（血糖・血圧） | |

| 生活習慣 | |
|---|---|
| 不規則 | |
| 睡眠時間 | |
| テレビ視聴時間 | |
| カウチポテト | |
| 車時間（時間／日） | |
| 昼間の眠気 | |

| 運動 | |
|---|---|
| 1日歩数 | ◎ |
| 運動回数／W | ◎ |
| 運動実施時間／回 | ○ |
| 運動歴 | |
| 通勤手段 | |

| 環境 | |
|---|---|
| 家族糖尿病 | ◎ |
| 家族肥満者 | ○ |
| 家族高血圧 | |
| 家族と同居・単身 | |
| 都会／田舎 | |
| 加齢 | ◎ |

## 糖尿病の原因を知って今日から解消チャレンジ！

「糖尿病予防や病態に影響する生活・環境因子」をご覧になって、思い当たるものはありましたか。

仕事に追われていると「早食い」になりますよね。デスクワークで忙しくて「1日の歩数」といわれてもなかなか歩けない。肉や揚げ物は昼ごはんの定番ですね。小太りの方が長生きできるって聞いたけど――などと、改善できない、あるいは進んで改善しない理由はいくらでも挙げることができます。

きっちりすべてを改善しなさいというわけではありません。環境が許し、できるものから一つ、二つと取り組む姿勢が大切です。それが誰のためでもない〝あなた〟自身の健康のためになるということなのです。

この表を見ていると、つくづく早寝・早起き・三食食べて、しっかり働く、というまるで貝原益軒の『養生訓』のような、昔からいわれている規則正しい生活を送ることの大切さを実感しますね。体内時計が大宇宙や大自然のリズムであるように、人間は自然に大きく影響されています。自然の流れに逆らわない生活こそが、本来の人間の生き方といえるかもしれません。

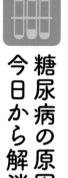

# 3 カラダの時間を知ろう！

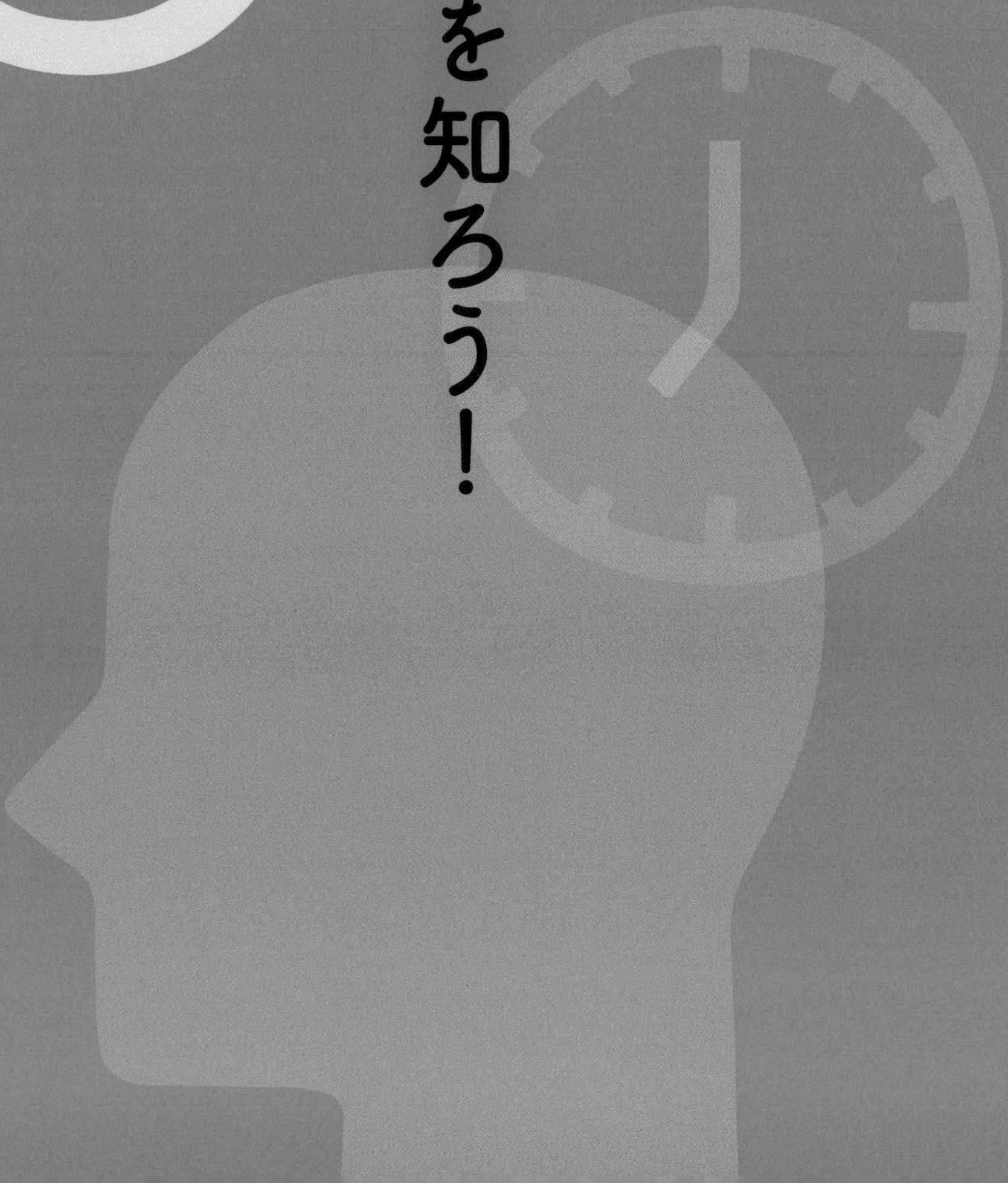

院長先生から

# 体内時計のリズムに従って生活することが治療に直結

体の中に時計があることを知っていますか？

「生物時計」とか「体内時計」といわれていましたが、本当に体の中に時を刻む時計があることが最近の研究で明らかになりました。この体内時計の刻む時間に従って生活することが、健康の秘訣であることもわかってきています。逆にこの体内時計が狂ってしまうと、睡眠障害、うつ病、肥満、糖尿病などや、免疫・アレルギーの病気、さらにがんにもなりやすいこともわかっています。人の体内時計は、日中は活動して夜は睡眠をとるというリズムで、ホルモン分泌、睡眠リズム、体温、代謝など、体のさまざまな働きを調節しています。

時間栄養学とは、このように最近明らかになった体内時計の働きに従って、いつ、どのように食べることが体によいかを考える学問です。

「朝抜き、昼そば、夜ドカ食い」などとよくいわれますが、これがもっとも悪いパターンです。夜は代謝が落ちていき、体はエネルギーを蓄えようとするので、夜遅くにたくさん食べると太りやすく、さらに朝食をとらないと代謝・体温が上がらず、余計に太りやすくなるという悪循環です。

逆に、文部科学省が中高生向けに提案している「早寝、早起き、朝ごはん」は、私たち大人にとっても時間栄養学を踏まえたよい習慣であり、すばらしい健康法といえます。

さらに、明るい光をつけて夜更かししたり、夜遅くまでスマホを見たりすることも、体内時計を狂わせて、体によくないことがわかっています。睡眠不足も免疫力を低下させ、風邪やインフルエンザなどの感染症にかかりやすくなりますし、慢性的な睡眠不足は、糖尿病をはじめとする生活習慣病のリスクを高めることも明らかにされています。

まずは、朝起きて太陽の光を浴びて、朝食をしっかり摂ることが最も重要です。そして、できるだけ規則正しく、毎日同じ時間に起きて寝て、同じ時間に食事を摂ること。お休みの日も、だらだらせずに平日となるべく同じ生活を続けましょう。時間栄養学の知識を学んで、健康的な生活リズムをめざしましょう。

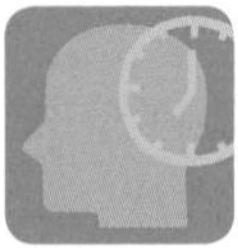

# カラダの中に〝時計〟があるってホント？

カラダの中の〝時計〟って、ひょっとして「腹時計」のこと？
そう考えたあなたは〝時計〟の存在をなんとなく感じていますね。お腹が空くと「グーッ」と鳴く腹の虫。決して本当の虫がいるわけではないのですが、お腹が空く時間を忘れることなく教えてくれます。これもカラダの中の〝時計〟といえます。

腹時計が毎日3回、お腹の空く時間を教えてくれているように、私たちのカラダには時を刻む部分が細胞の数だけあります。とくに目立つのは細胞が集まった臓器たちの〝時計〟です。たとえば心臓は「ドクン、ドクン、ドクン」と命のリズムを打ち続け、それに呼応するように血管は「トクッ、トクッ、トクッ」と脈を打っています。これはさしずめ時計の秒針のように短いリズムです。

体温は早朝が一番低く、夕方が一番高くなります。血圧は夜中の0～1時ごろが一番低く、日中の12～14時ごろが一番高くなります。また、朝になると目が覚め、夜になると眠くなるのにも規則性があります。これらは心臓の鼓動より少し長い、1日のリズムです。

女性の月経や女性ホルモンの分泌など生命誕生の神秘に関わるリズムは月単位の長さです。

もっと長いものでは、病気に季節性があったり秋になると食欲が出たりする年単位のリズムもあります。

こうした時計のような規則性を持ったリズムを「体内時計」といいます。そしてリズムの長さによって1日のリズムを概日リズム、1ヵ月のリズムを概月リズム、1年のリズムを概年リズムと称しています。

ところで、カラダ中にある無数の時計は、まるでオーケストラを構成するたくさんの楽器のように、それぞれのパートで独自のリズムを奏でています。しかし、それぞれが好き勝手にリズムを打つとカラダは調和を失い、不協和音となり、美しい交響曲を奏でることができません。オーケストラを束ねるコンダクター役が必要ですね。

そのコンダクター役が「視交叉上核《しこうさじょうかく》」という、脳の中のわずか1～2㎜という大きさの部分なのです。

視交叉上核は1日約24・5時間というリズムを刻み、カラダ中のあらゆる時計を調節する〝親時計〟の役割を果たしています。でも、私たちの地球は約24時間で自転していますね。地球の自転と体内時計のリズムが少しだけズレています。

この0・5時間のズレをほうっておくと、やがて昼夜逆転の生活を送ることになり、体調不良の原因になります。ところが、そうならないのは大きな秘密が隠されているからです。

## 脳内の視交叉上核の位置

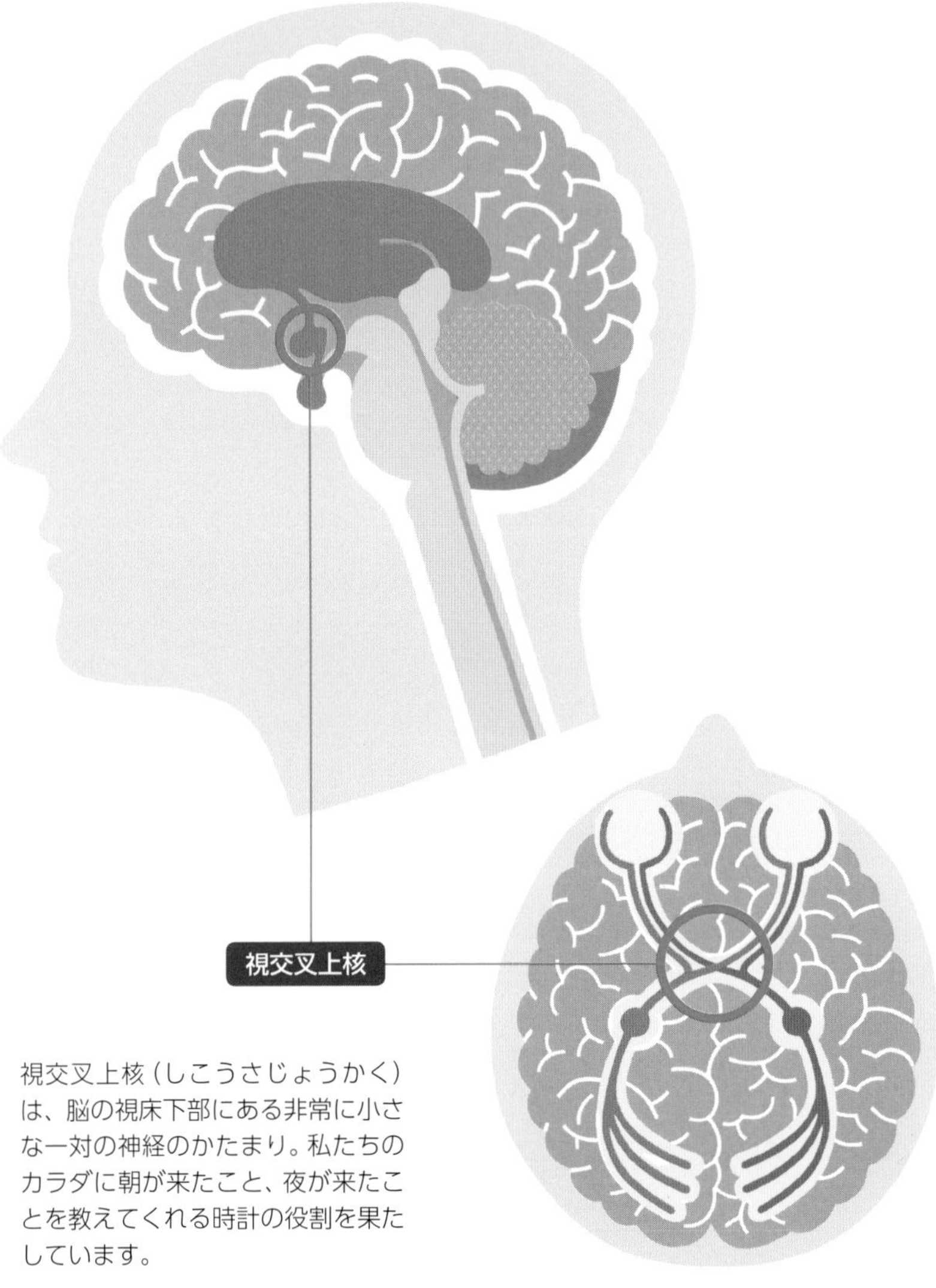


視交叉上核（しこうさじょうかく）は、脳の視床下部にある非常に小さな一対の神経のかたまり。私たちのカラダに朝が来たこと、夜が来たことを教えてくれる時計の役割を果たしています。

# 体内時計のズレはどうやって直すの!?

体内時計のズレを直すのは「朝日」と「朝食」です。

「エッ！ どういうこと?」と驚かれる方も多いかもしれません。朝日は季節によって多少の時間の違いはあれ、毎日、当たり前のように昇ってきて私たちに光を届けてくれます。朝食だって、ほとんどの方が毎朝お腹が空くから食べているわけですし、1日のはじまりのエネルギー補給のために食べていただけですよね。

じつは、この当たり前のように毎日、ほぼ決まった時刻に光が射し、ご飯をいただくという、自然の現象やそれに合わせた私たちの行動が、体内時計の修正にはとても大きな意味を持っていたのです。

1日約24時間という地球の自転に合わせた生活を送るためには、約24・5時間という体内時計との0・5時間の誤差を修正する必要があります。修正しないと毎日30分ずつ生活がズレていき、いつの間にか昼夜逆転ということにもなりかねません。そうなると社会生活に適応できず暮らしづらいし、健康にもよくなさそうですね。

それを直すのが毎日昇る太陽の「光」を浴びることと、栄養補給の食事であり、とりわけ「朝食」を欠かさずに摂ることが重要なのです。

仕組みはこうです。

体内時計のリズムを調節するのは〝眠りのホルモン〟といわれる「メラトニン」です。脳の松果体という部分で作られるこのホルモンを「出す」、「出さない」の指示をするのが〝親時計〟の視交叉上核です。

毎朝、太陽の光を感じた視交叉上核は、メラトニンの分泌を止める指示を出しますが、これが「朝が来た！」という知らせになります。この知らせはカラダ中をめぐり、全身の細胞という細胞にある〝時計〟をリセットさせます。これによって、地球の自転と体内時計のズレが一斉に修正されるというわけです。

でも、夏と冬とでは日の出の時間が違いますよね。太陽の光だけが体内時計を修正するとしたら、私たちの社会生活は破綻してしまいます。そこで太陽の光の補佐役になっているのが朝食なのです。朝食は血糖値を上げて意欲や集中力を高める効果があり、これが臓器に働きかけ「朝が来た！」と知らせるのです。

このように、太陽の「光」と食事とりわけ「朝食」の二大刺激が助け合うのは、光を感じない環境下では食事によって、食事を摂れない状況下では太陽の光によって、体内時計をちゃんと修正できるようにするためです。

## 体内時計のリセット

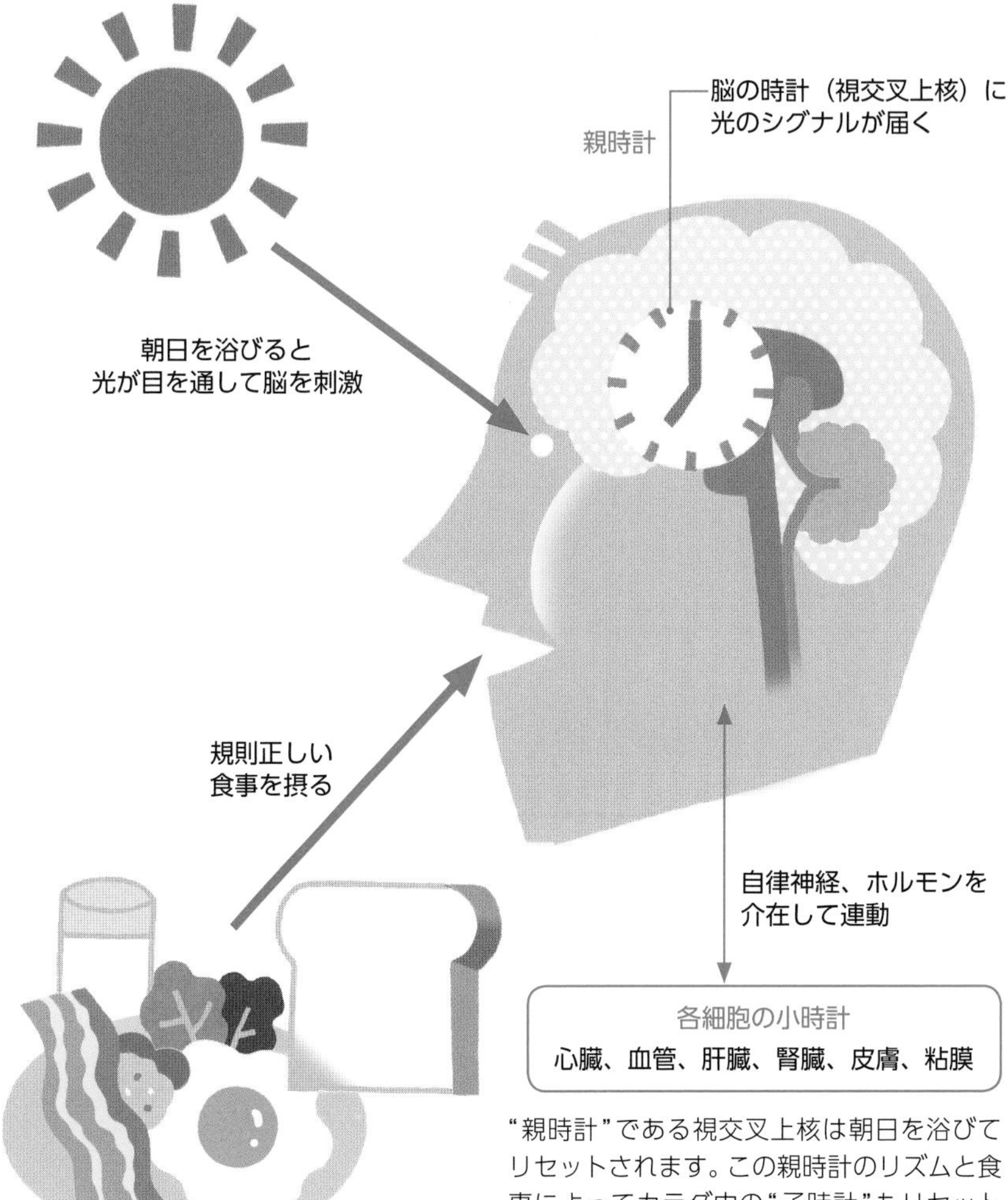


“親時計”である視交叉上核は朝日を浴びてリセットされます。この親時計のリズムと食事によってカラダ中の“子時計”もリセットされるのです。

# 体内時計の乱れが重大な病気の原因になるって知ってた？

体内時計の乱れを「眠る時間や起きる時間がズレただけでしょ？」なんて安易に考えていませんか？

じつは睡眠時間の乱れを引き金にして起きた体調不良は、生活のリズムを修正してすぐに直さないと、糖尿病などの生活習慣病やがんなどの命に関わる重大な病気になりやすいことがわかっています。

体内時計は視交叉上核の〝親時計〟だけではなく、カラダ中のあらゆる細胞に宿っています。また心臓、肝臓、腎臓、胃、腸などの臓器は集団組織として時計を持ち、独自のリズムで生理機能を司るなどの働きをしています。

そしてこれらの時計は視交叉上核の〝親時計〟の調整を受けながら、調和の取れたリズムを刻んでいるのです。

たとえば、成長ホルモンは眠っている深夜にもっとも多く出ます。カラダに悪い毒物の解毒や脂肪酸の分解をしてくれる肝臓は早朝から働き出し、昼にはフル活動状態です。

このように、個別の〝時計〟によって活動している臓器や細胞が、全体としては視交叉上核

の "親時計" による調整を受けることによって、私たちは生命体としてじつにバランスの取れたカラダを持っているといえるのです。

このリズムが乱れると、こんな症状が起きます。

夜更かしをする方は夜中にお腹が空くことが多くありませんか？

睡眠不足は食欲を抑えるホルモンの分泌を減少させ、食欲増進ホルモンを増加させます。これによって、それほどお腹が空いていないのにもかかわらず食べてしまい、みるみる肥満体質になってしまうのです。

また、成長ホルモンは眠っている間に出され、傷ついた細胞を修復したり、病原体に対する抵抗力を高めたりします。体内時計が乱れ睡眠時間の少ない方は、このホルモンが少ないために免疫力が落ち、病気になりやすくなります。

そのほか、体内時計がうまく働かないと、疲労感、倦怠感、集中力の低下、食欲不振、肌荒れ、やる気が出ないといった症状が現れ、そのままほうっておけば重大な病気につながる恐れがあります。

ですから、「あしたはお休み、今夜は夜更かしをして映画を楽しもう！」というカラダのリズムを乱すあさはかな出来心が、いかに健康を害することになるのか、おわかりいただけたでしょうか。

## 体内時計とカラダの働き

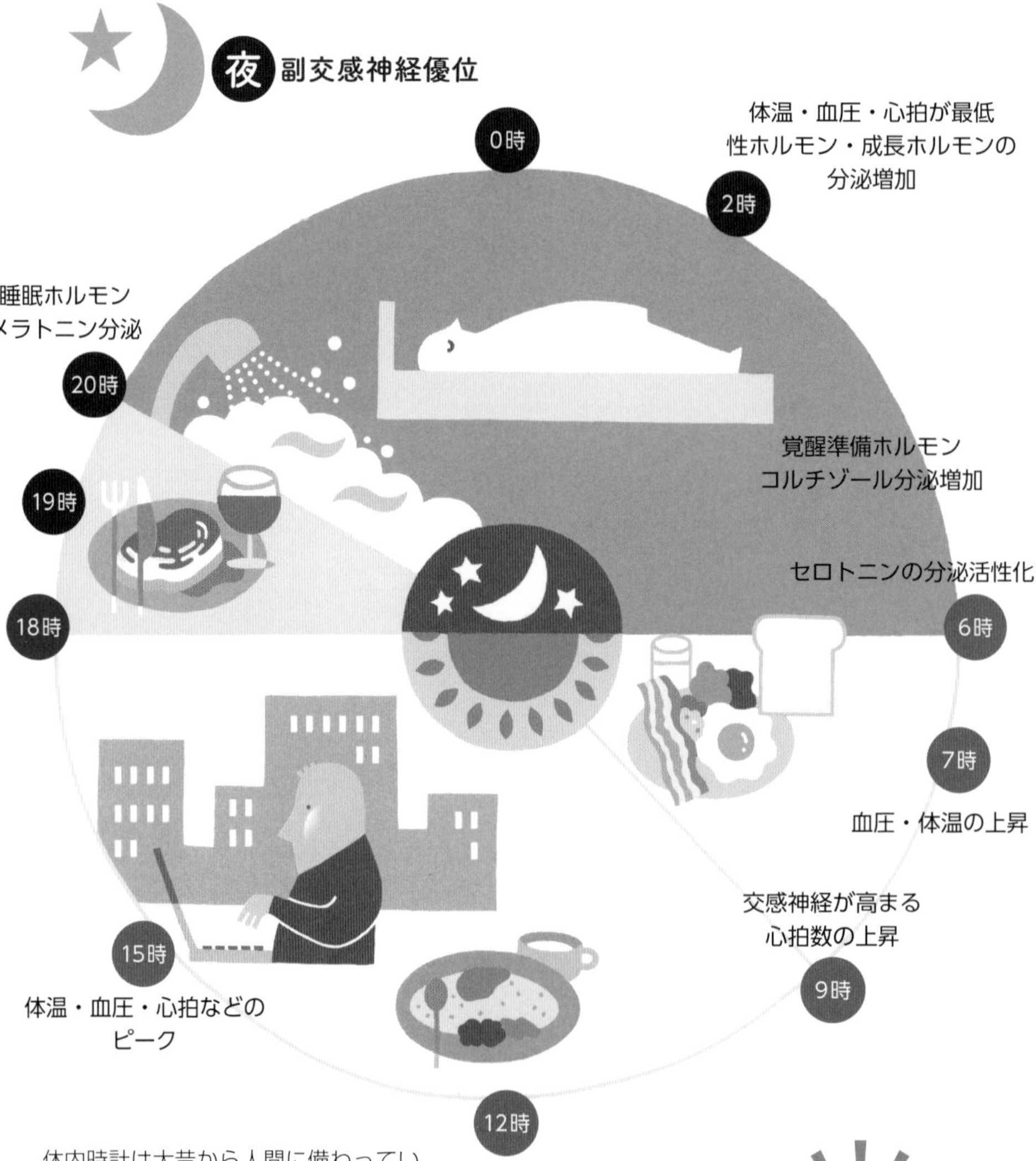


体内時計は大昔から人間に備わっていた自然のリズム。そのリズムに合わせて生理機能も働いているため、体内時計に従った生活をする。それがサーカディアンリズムの考え方です。

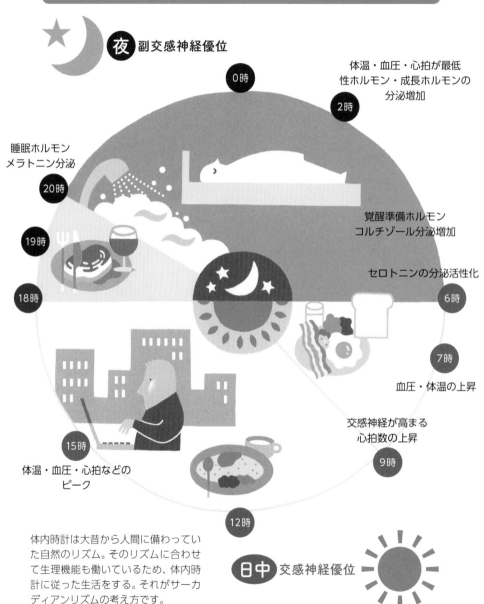

# 結局、「早寝早起き、三度の食事」が健康の秘訣？

結論から言えば、そうなります。「それは大昔から言われ続けてきたこと」と言う方もいます。しかし、伝承によりそうかなと思っているのと、エビデンスが明確になることとは違います。「朝、日の出とともに目覚め、昼は活発に働き、日の入りとともにカラダを癒し眠りに就く」。これが人間に備わった体内時計の基本的なリズムです。しかし現代に生きる私たちには、なかなかそうした生活を送るのは難しいですね。

昼夜交代勤務者には高血圧患者の多いことが知られています。これは、無理に睡眠と覚醒のリズムを変えても、体温調整やホルモン分泌などの生理的な機能の働きは、本来のリズムを維持しているため、体内時計と実生活が同調できずに起きる障害と考えられています。

また夜型勤務は積極的には賛成しかねますが、夜勤のみの方は、いつも昼間働く方に比べて虚血性心疾患による死亡リスクの上昇は見られませんが、昼夜の交代シフトを繰り返す方は心臓病、高血圧、糖尿病の発症リスクを高め、虚血性心疾患による死亡リスクを高めるというのです。昼夜交代勤務者は勤務中に69％の方が勤務時の眠気と非勤務時の不眠を訴えています。生活リズムが逆転したとしても、夜型なら夜型で定まった働き方のほうが健康にはよいようです。

# 宵っ張りに朝寝坊は糖尿病になる？

宵っ張りに朝寝坊はとても魅力的な暮らしぶりのように思えます。

しかし、乱れた生活習慣が体内時計を狂わせ睡眠障害を引き起こし、そのことが糖尿病をはじめとするさまざまな生活習慣病を招く可能性を高めるのです。

その理由はこうです。体内時計の乱れから生じる睡眠障害は大きく二つに分類されます。

一つ目は睡眠時無呼吸症候群という、眠っている間に呼吸が止まる睡眠障害です。

睡眠時無呼吸症候群の多くは肥満が原因です。体内時計を司る視交叉上核には、夜だけ働くというリズムを持った遺伝子があり、この遺伝子が夜遅くまで起きていると機能し、脂肪を溜め込み肥満になり、それによって気道を閉塞する無呼吸症候群が引き起こされるのです。

ですから、夜更かしをする習慣のある方は太りやすくなるということなのです。

睡眠時無呼吸症候群は、睡眠中に呼吸が止まっている回数が多いので、カラダによいわけがありません。睡眠時無呼吸症候群があると、糖尿病や高血圧症のリスクが高まることもわかっています。

睡眠障害の二つ目は、昼夜交代勤務などのシフトワークによる体内時計の乱れが関わった症状です。

昼・夜の交代勤務を繰り返すと、体内時計のリズムと生活リズムが合わず、起きているときに眠く、眠るべきときに眠れない状態になり睡眠不足に陥ります。

このような睡眠不足の状態が続くと、インスリンの働きが弱くなるなど、２型糖尿病のリスクが高まるという調査結果があります。

また意外に思われるのは、睡眠時間は長ければ長いほどカラダを休め健康になると思われがちですが、じつは眠りすぎるのも糖尿病のリスクを高めることがわかってきました。

睡眠時間７～８時間を基準にして、それより短いのは睡眠不足で糖尿病になりやすく、また長すぎるのも同様に糖尿病になりやすいのです。何ごともホドホドがよいようです。

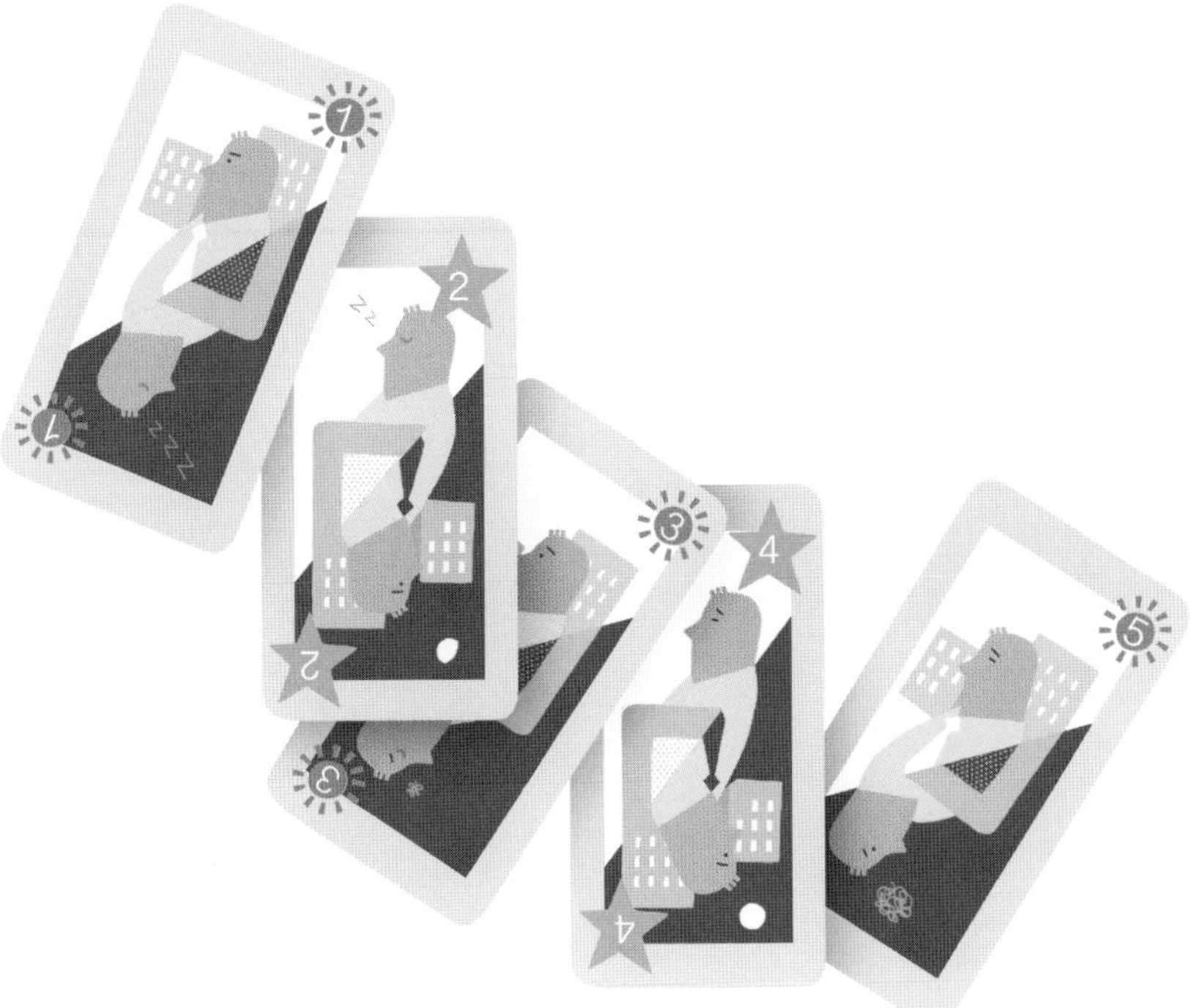

# サーカディアン・メディシンって何だ？

体内時計のリズムに従い体温、血圧、心拍数、ホルモン分泌、糖・脂質代謝などといったカラダの生理的な働きがコントロールされています。そしてそのリズムに沿うように、いろいろな病気が起こりやすい時間帯や、症状が治まりやすい時間帯のあることが知られています。この体内の仕組みを使って治療効果を高めようとするのが、サーカディアン・メディシンです。

たとえば、昔から脳梗塞や心筋梗塞は午前中に起こりやすいといわれていますが、そのときの私たちのカラダの状態は、血液や血小板が集まり塊を作りやすい時間帯になっていることがわかっています。こうしたカラダの性質に応じた治療ができれば治療効果も高まります。

ぜんそくは夜中から明け方にかけて起こりやすいので、このリズムを活かして、ぜんそくの薬を発作の起こりやすい時間帯にもっとも効くように工夫したりします。また、骨の密度が低くなる骨粗鬆症では、カルシウムが昼間は骨から血液へ、夜は血液から骨へと移動する傾向があることから、カルシウムの吸収を助けるビタミンDを夜に飲むことで、骨への吸収がより強くなります。こうした体内リズムを利用した新しい取り組みが、いろいろな疾病治療の方策のひとつになろうとしています。

## 生理機能と疾患発症の概日リズム

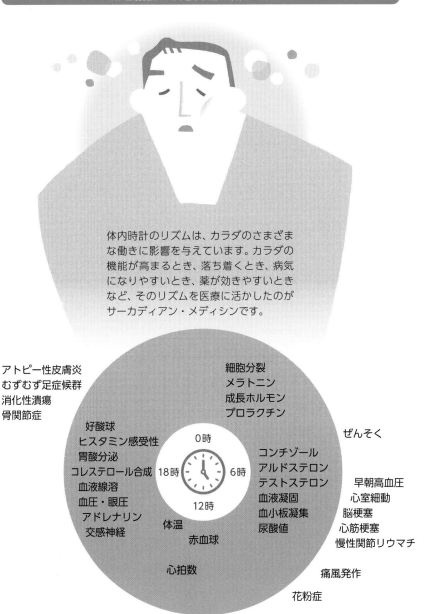

体内時計のリズムは、カラダのさまざまな働きに影響を与えています。カラダの機能が高まるとき、落ち着くとき、病気になりやすいとき、薬が効きやすいときなど、そのリズムを医療に活かしたのがサーカディアン・メディシンです。

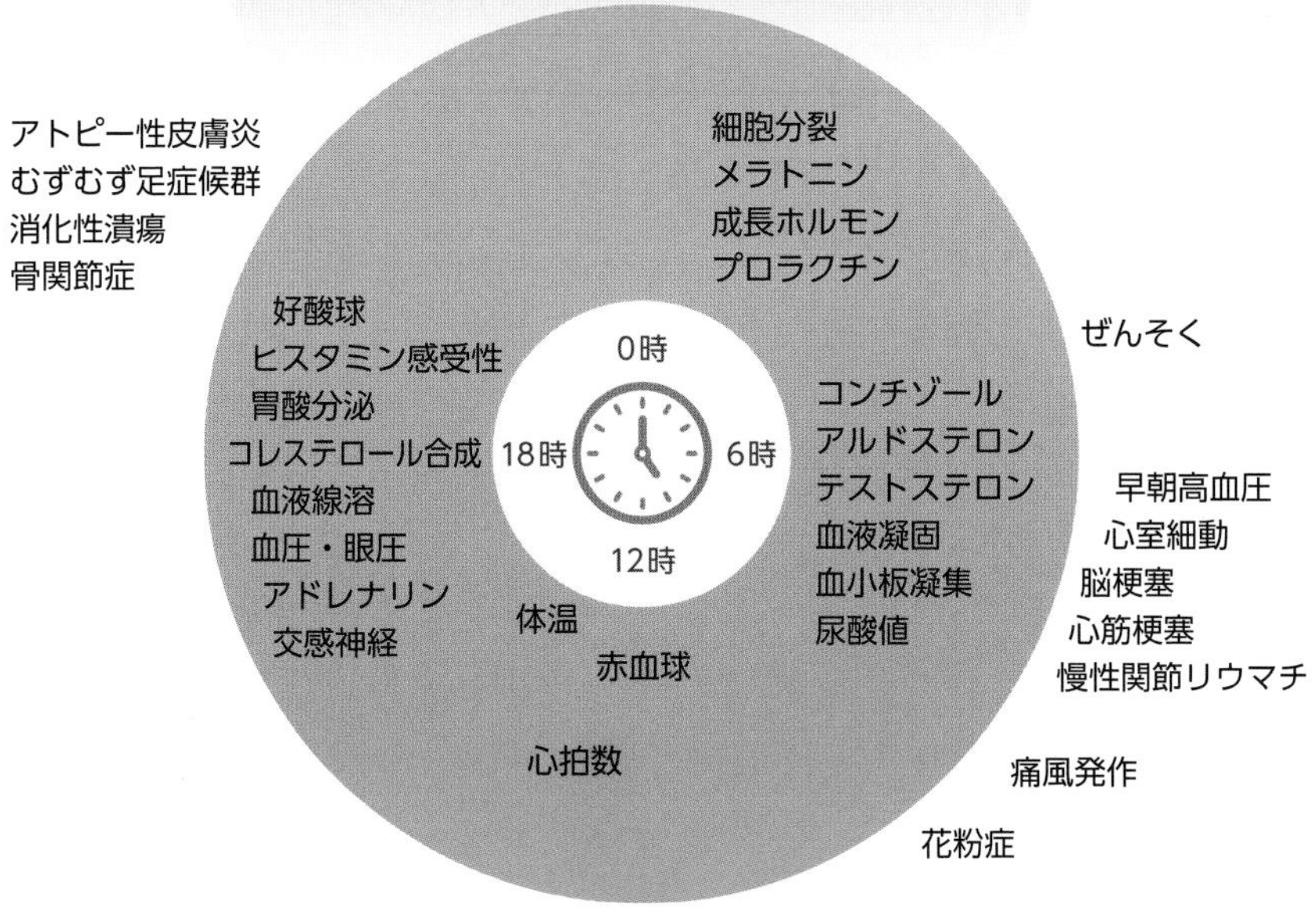


REINBERG., ET AL, BIOLOGICAL RHYTHMS AND MEDICINE SPRINGER-VERLAG.1983 より改変

# 習慣づけよう！ 体内時計の乱れを治すライフスタイル

体内時計の仕組みと大切な役割をご理解いただけたでしょうか。私たちの内なる〝時計〟は、生命の営みに調和をもたらすコンダクターのような存在だといえます。昇る太陽とともに1日をはじめ、沈む太陽とともに1日の営みを終える、そんな大自然のリズムを受け入れた生活こそが、健康的な人間本来の生活なのだと思えます。

ところが、私たちの住む社会は大自然のリズムに合わせた生活を、そのまま受け入れてくれる仕組みにはなっていません。夜働く方がいれば、夜遊びに出歩く方も、パソコンにかじりついて寝不足の方もいます。子供でさえ夜遅くまで学習塾に通うほどです。安易な夜遊びも、思いのままの朝寝坊も、体内時計を乱す結果となり、それが習慣化すると大変な病気につながることにもなりかねません。体内時計を正しいリズムに保つことがとても難しい時代といえます。

そんな時代だからこそ、私たちは自身の健康のためにできることからはじめる必要があります。基本は規則正しい生活を送ることです。朝起きて太陽の光を浴びること。1日3度の食事をきちんと摂ること。そして軽い運動をすること。この3つを押さえれば正しい体内時計のリズムを取り戻すことができます。次頁の項目を1つ2つからでもいいので実行してみてください。

## 体内時計を正しいリズムに保つ生活

### 朝　朝日と朝食で体内時計をリセット

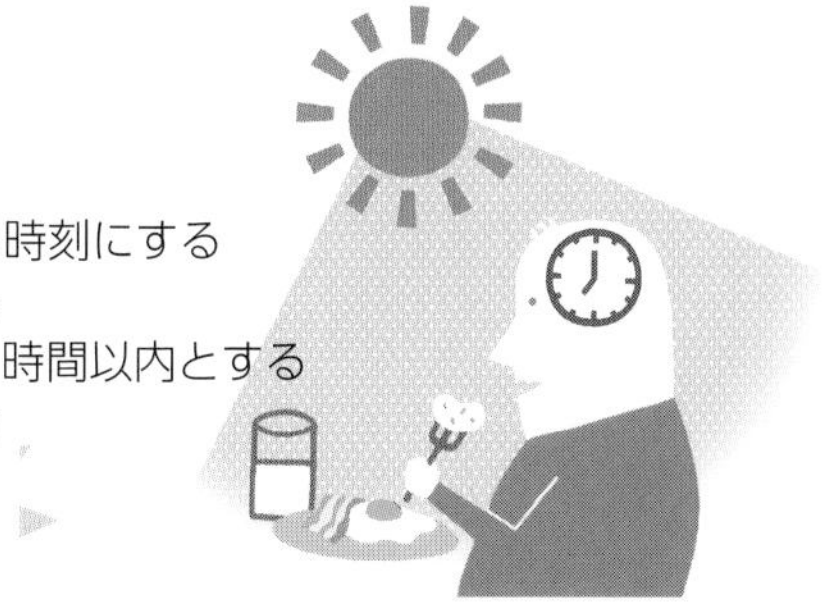

・就寝時間にこだわらず起床時間を同じ時刻にする
・起床後なるべく早く太陽の光を浴びる
・休日の朝寝坊は平日の起床時間から２時間以内とする
・起きてから１時間以内の朝食が理想的

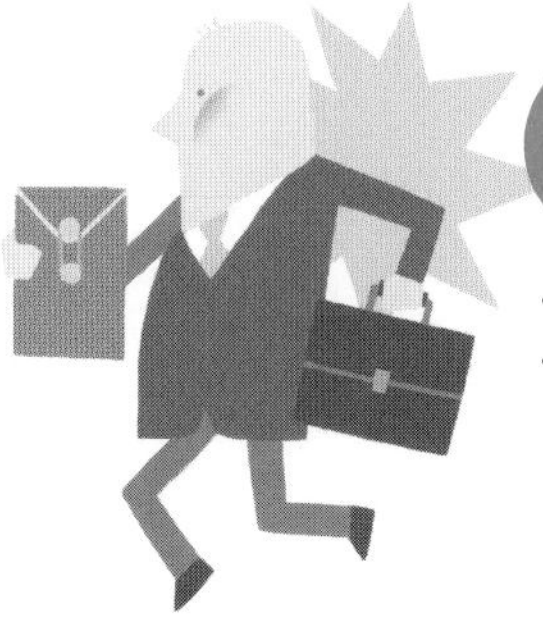

### 昼　日中は活動的に

・昼寝をするのなら、15時前の20 ～ 30分
・30分程度の軽い運動（散歩、ランニング、水泳、ストレッチなど）を習慣化する

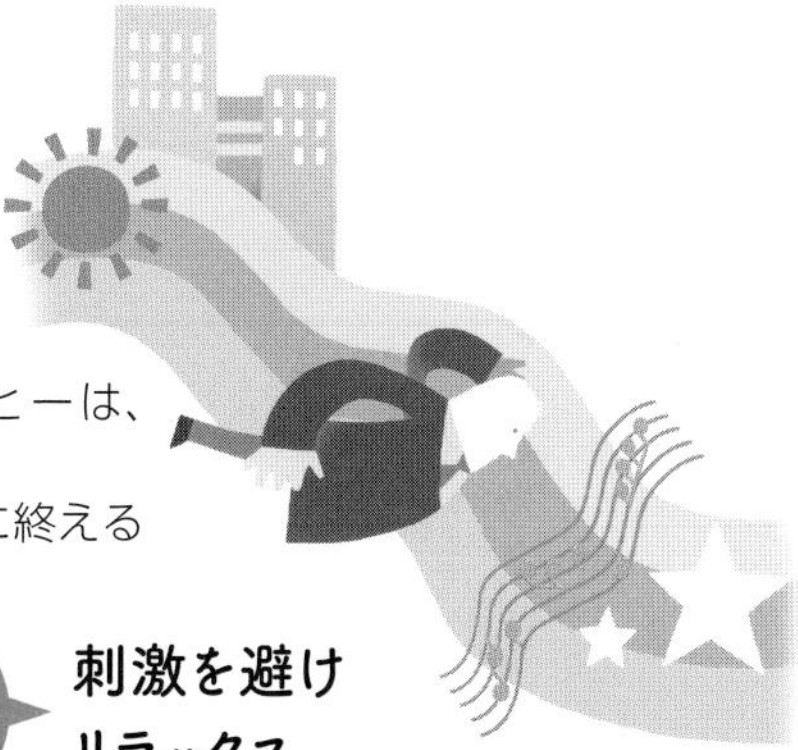

### 夕　夜に向かってトーンダウン

・カフェインの入ったお茶やコーヒーは、就寝４時間前までに飲み終える
・夕食は、腹八分目で20時ごろまでに終える

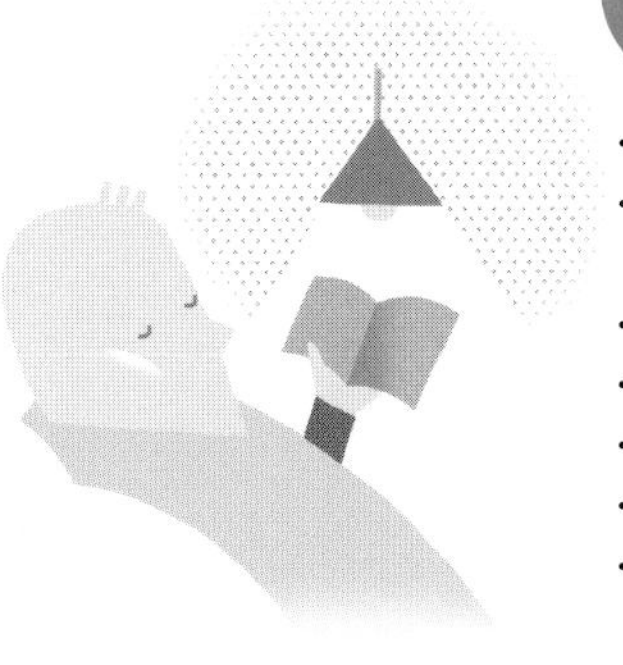

### 夜　刺激を避けリラックス

・就寝１～２時間前にぬるめのお風呂に入る
・読書や音楽、ストレッチ、ぬるめの入浴など自分に合ったリラックス法を見つける
・無理に眠ろうとせず、眠気を覚えてから床に入る
・睡眠薬代わりの寝酒は止める
・部屋の照明は明るすぎないように
・ナイター施設などの明るい照明を浴びない
・ブルーライト（パソコン、テレビ、携帯電話、スマートフォンなど）は避ける



※参考文献：『睡眠障害の対応と治療ガイドライン』睡眠障害の診断・治療ガイドライン研究会 内山真（じほう）

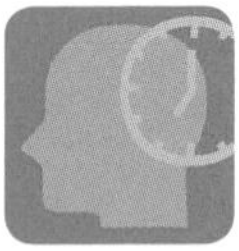

# いつ何を食べるか ——時間栄養学のススメ

カラダの中の〝親時計〟のリズムを整えるのが、毎日昇る太陽の「光」です。朝日を感じた視交叉上核は、私たちが暮らす地球の自転と体内時間の約0・5時間のズレを修正します。それと同時に、視交叉上核は全身の組織で働く個別の〝時計〟にもリセットを命じます。このときに大きな助けとなるのが、栄養補給である「食事」なのです。

この食事に関して「何を」「どのように」「どれだけ」食べるのがいいのか、というこれまでの栄養学の視点に「いつ」食べるべきかという時間の視点も加えたのが「時間栄養学」です。聞き慣れない名前の、難しそうな学問のように感じますが、たとえば「朝、どんなものを食べたら体内時計を動かしやすくなるのか」、あるいは「同じ食事でも食べる時間によって作用は違ってくるのか」といったことが研究対象になります。

この研究の成果は、たくさんの方が気にするダイエットを効果的に行えるようにしたり、肥満解消や血糖値、血圧の数値改善などに役立つなど、生活習慣病の予防につながるものとして注目されています。時間栄養学とは具体的にはどのような考え方なのか、その一端をわかりやすく解説していきましょう。

何を食べるべきか

# 炭水化物＋タンパク質＋脂質をバランスよく摂る

体内時計を正常に保つには炭水化物、タンパク質、脂質などをバランスよく食べることが大切です。しかもＧＩ値の高い食品（食後に血糖値を上げやすい食品）のほうが体内時計を動かしやすいようです。ただし、高ＧＩ値の食品はカラダに負担を与えるので、朝食を高ＧＩ値の食事にしたら、夜は低ＧＩ値の食事にするなどの工夫が必要です。

タンパク質やアミノ酸も体内時計に影響を与えるので、糖尿病の方は『糖尿病診療ガイドライン』で推奨する総エネルギーの13～20％を高タンパク食品から摂ることがよいでしょう。脂質は、魚の脂に体内時計を動かしやすく即効性があるため、時差ボケ対策は魚料理がオススメです。

どのように
食べるべきか

# 朝食3 昼食4 夕食3 の比率が理想

日本人は、朝食2：昼食3：夕食5という割合で食べる方が多く、夕食に偏りがちで、肥満の原因になります。体内時計のリズムを規則正しくさせるためには、朝もしっかり食べてカラダを刺激し、夜は量を少なめにして体内時計のリズムを狂わせないよう心掛けましょう。

日本糖尿病学会では、朝昼夕の3食をだいたい均等にカロリー配分することを推奨していますが、肥満体質を改善するという点からは、食事量は、朝食3：昼食4：夕食3というくらいの比率にすることが望ましいと考えられます。

また、朝食による体内時計のリセットで一番大事なことは、前日の夕食から翌日の朝食までの絶食時間が一番長くなることです。

どれだけ食べるべきか

# 適切なカロリー摂取量を知り、朝食重視に振り分ける

朝日とともに、1日のスタートのアクセルを踏む役割をするのが朝食です。

朝食がカラダの中に入るとすべての臓器の体内時計がリセットされます。したがって、朝食は体内時計を動かしやすい食べ物を、昼食や夕食よりもたくさん食べることが理想です。ただ、食べすぎはよくないので、自分に適した「摂取カロリー」量を頭に入れておきましょう。その上で、朝食3：昼食4：夕食3という配分に振り分けてください。

また、朝の食事量が多いときは朝型に、夜の食事量が多いときには夜型になるというマウスの実験もあります。健康的な社会生活を営むためにも朝型の食事スタイルを守りましょう。

## おいしく食べる工夫——五感で味わう

体内時計の乱れ→夜型生活→睡眠不足→朝食の欠食→体調不良→代謝の低下→肥満促進→生活習慣病という流れが、肥満の方や肥満が原因の糖尿病患者さんに多いパターンのひとつです。夜更かし、朝寝坊という生活の乱れが、取り返しの付かない病気の原因となっているのです。

逆にいえば、体内時計を修正し、生活習慣を正すことで健康を回復させたり、病気の進行を遅らせることができます。そのカギを握るのが太陽の光を浴び、食事をきちんと摂ることなのです。

とくに食事による治療は、糖尿病と付き合っていく上でとても重要な役割を果たします。でも、いかにも〝糖尿病食〟という食事だとウンザリしますよね。この本では糖尿病の治療に取り組んでいたり、糖尿病予備群として医師より注意を促されている方たちに、おいしくて楽しい食事療法をしていただくための本です。

池田病院では〝五感で味わう健康食〟にこだわりました。地味な治療食ではなく、味覚・嗅覚・触覚・視覚・聴覚を満たし、心を豊かにする食事であることが、食事療法を継続していく原動力になると確信しています。全身でおいしさを堪能できる食事によって、体内時計を修正し、規則正しい生活習慣を取り戻し、健康な暮らしを謳歌しましょう。

# 4
# 糖質制限は寿命を短くする!?

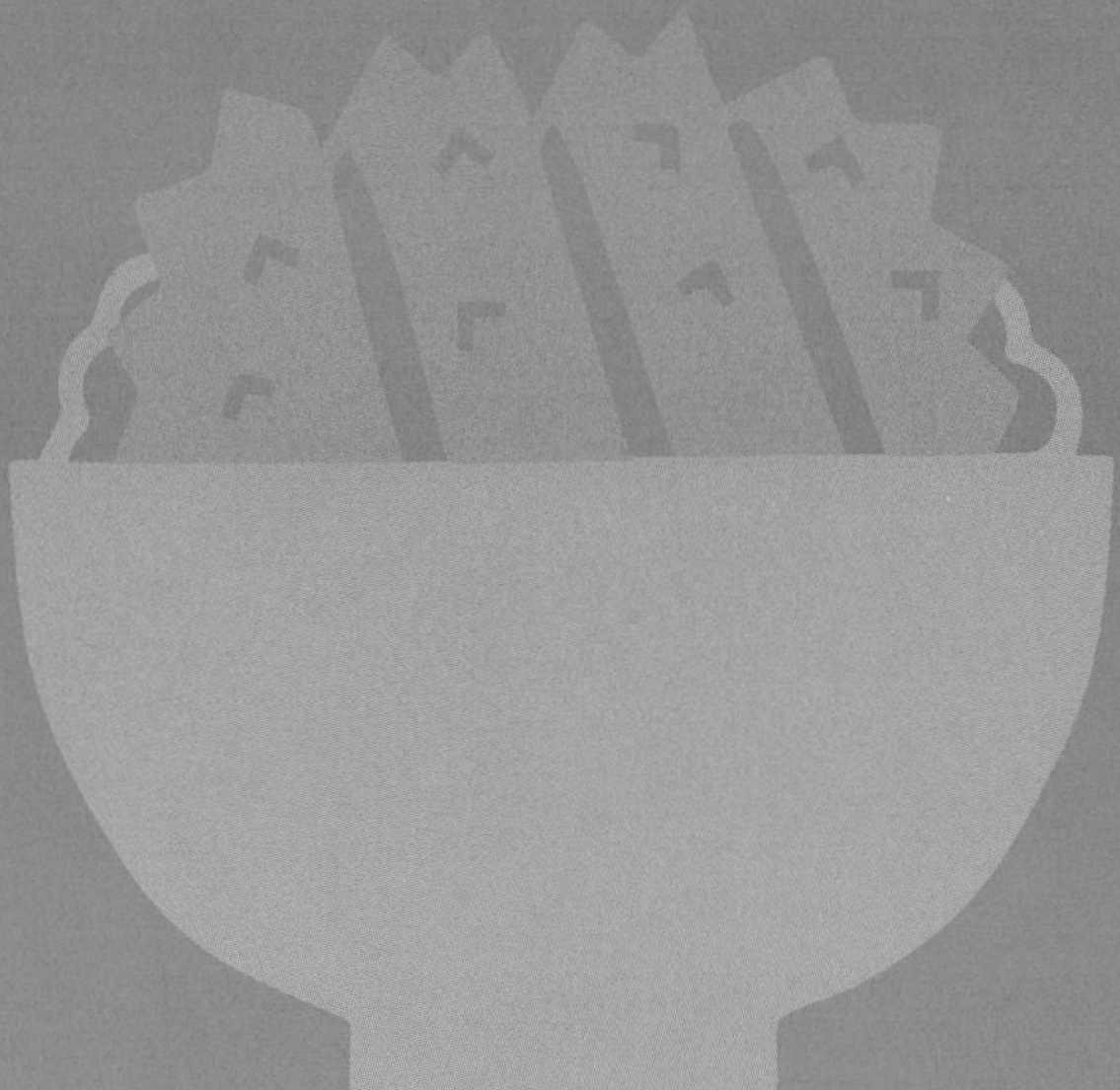

院長先生から

# 一病息災のなかで食を楽しむ

糖尿病食という食事は、じつはありません。その糖尿病患者さんの体格と運動量に適した、現代の医学・栄養学でもっとも望ましいとされる食事がベストなのです。ですから、それは糖尿病のあるなしにかかわらず、あらゆる人に食べていただきたい「健康食」ということになります。こういう観点に立って、池田病院ではできるだけ「おいしく、美しく、楽しい食事」をモットーにして入院患者さんに食事をお出ししています。

糖尿病教育入院をすすめた患者さんの中には「糖尿病で入院するのだから、さぞかしひもじい思いをするんだろう、まずくて薄味のものを食べさせられるんだろう」と覚悟を決めて入院される方もおられますが、池田病院の入院食を体験されると一様に驚かれます。「こんなに食べられるとは思っていなかった」「入院食とは思えないほどおいしかった」と。

「一病息災のなかで食を楽しむ」ということを大切に考え、糖尿病患者さんに〝いかに食を楽しんでいただくか〟が、当院の食事療法のコンセプトです。食本来の魅力を大切にしながら、「見る、聞く、嗅ぐ、味わう、触れる」という五感を刺激する食事を常に追求しています。食事が楽しみになれば、それだけ糖尿病治療に前向きに取り組む姿勢が得られるからです。

食事は毎日3食いただくもの、その食べたもので私たちの体はできあがっています。ですから毎日の食事が、健康な体を作るだけでなく、逆に病気も作ってしまうことになるのです。毎日の食事ですので、あまり無理なこと、厳しすぎることは続きませんが、おいしくて、ボリュームがあって、しかも体によい食事を続けることは、基本をつかめばそれほど難しいものではありません。糖尿病、糖尿病予備群だから、糖質を控えればよいというのも、とても短絡的な考えです。当然、糖質を摂らなければ血糖は上昇しませんが、その代わりに脂質やタンパク質が増えてしまっては動脈硬化を進めたり、腎臓に負担がかかったりします。糖質は体を動かすもっとも重要なエネルギー源です。極端に糖質を制限する食生活は、とくに私たち日本人にとっては不自然な食事内容になることが多く、長続きしません。適切な量の糖質（主食）を摂りながら、主菜、副菜とバランスを取り、毎日の食事を考えながら食べる習慣を身につけたいものです。

# 糖質制限にとらわれすぎない食事で健康美をめざす

ＢＭＩ（Body Mass Index）を活用して体重管理をするのはよいことです。ただし、気にしすぎて極端な糖質制限をしたり、「とにかくやせているほうが美しい」という独自の美意識から、理想体重以下であるのに糖質制限をするのは不健康といえます。

ＢＭＩは体重と身長から導き出される、肥満度を表す体格指数です。いまでは結構みなさんに知られるようになって、ときおりご自分で計算してみる方も増えたのではないでしょうか（計算式は次頁に掲載しています。トライしてみましょう）。

ＢＭＩは22が理想値で25より大きければ「肥満」、18・5より小さければ「やせ」と判断されます。ただし、ＢＭＩは健康指標のひとつですが、指数が有効なのは体脂肪率が男性で15～19％、女性で20～25％という標準値にある場合なのです。

たとえば筋肉隆々のボディビルダーや〝隠れ肥満〟の方には指標は当てはまりません。とくに体格がＢＭＩの正常範囲内にありながら、体脂肪率が標準よりも高い状態である〝隠れ肥満〟の方は　生活習慣病のリスクが高くなります。糖質制限にとらわれすぎずに、あくまでもバランスの取れた食事を心がけ、積極的に運動をすることで健康美をめざすべきでしょう。

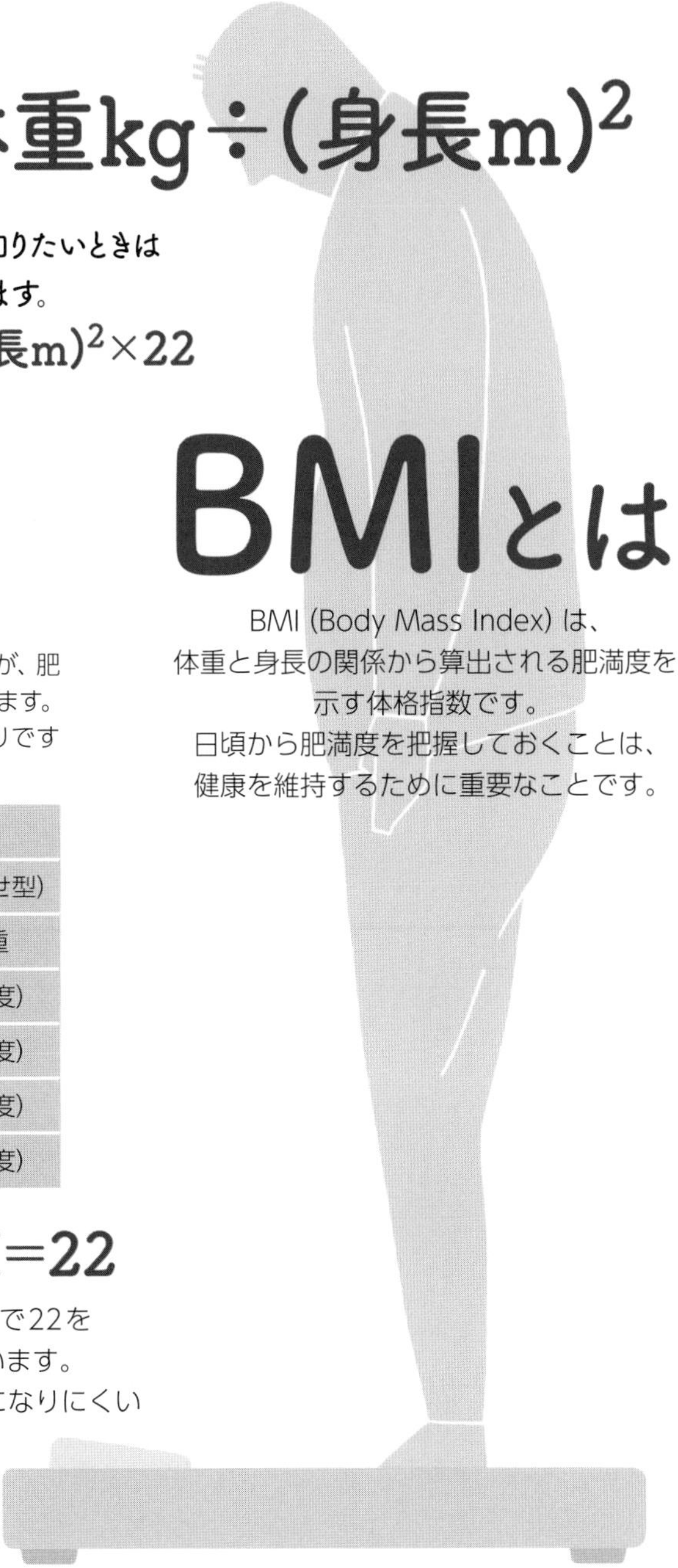

# BMIとは

BMI（Body Mass Index）は、
体重と身長の関係から算出される肥満度を
示す体格指数です。
日頃から肥満度を把握しておくことは、
健康を維持するために重要なことです。

## 計算式

**BMI＝体重kg÷(身長m)$^2$**

ちなみに適正体重だけを知りたいときは
以下の計算式で算出できます。

**適正体重kg＝(身長m)$^2$×22**

## 判定基準

BMIの計算式は世界共通ですが、肥満の判定基準は国により異なります。日本の場合は以下の表のとおりです（成人）。

| BMI値 | 判定 |
|---|---|
| 18.5未満 | 低体重（やせ型） |
| 18.5～25未満 | 普通体重 |
| 25～30未満 | 肥満（1度） |
| 30～35未満 | 肥満（2度） |
| 35～40未満 | 肥満（3度） |
| 40以上 | 肥満（4度） |

## 適正体重はBMI＝22

日本肥満学会では、BMIの数値で22を
適正体重（標準体重）としています。
この数値は統計的にもっとも病気になりにくい
体重とされています。

# 食べ物には役割がある

たくさんある栄養成分の中で、私たちにエネルギーを供給してくれる（つまりカロリーを持っている）ものはタンパク質、脂質、糖質とアルコールだけです。アルコールは別にして、ほかの栄養素を「三大栄養素」と特別な名称で呼ぶのはそのためです。

脂質に偏ると体脂肪が増えます。炭水化物を食べすぎると血糖の上昇が気になります。タンパク質は筋肉を大きくするための材料になりますが、多く摂っても吸収できる量には限界があり無駄になることがあります。そのため、三大栄養素をバランスよく食べることが吸収力を上げることにつながります。

三大栄養素であるタンパク質（Protein）・脂質（Fat）・糖質（Carbohydrate）の三種類の栄養素のバランスを「ＰＦＣバランス」といいます。そして、タンパク質：脂質：炭水化物のカロリー比が20：20：60くらいになるような食生活が「バランスのいい食生活」といわれています。

糖質制限ダイエットでは、この基本的な栄養バランスを支える炭水化物の糖質を制限してしまうので、栄養の偏りが健康に影響を及ぼすことになります。減量を急ぐことなく、無理のない計画を立てることが大事になります。

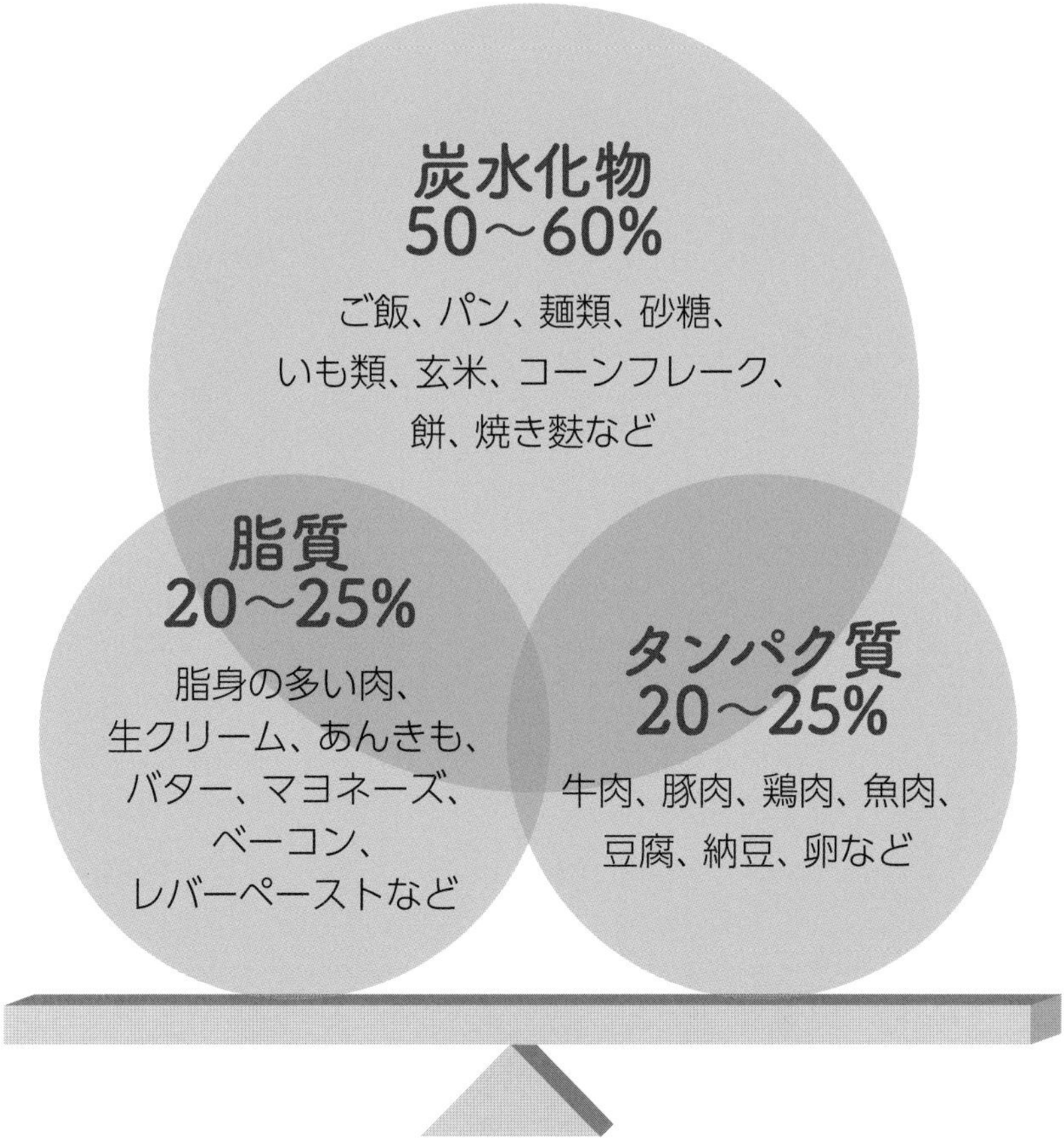


# 三大栄養素の“黄金”バランス

カラダの中でエネルギーを生み出す栄養素はタンパク質、脂質、炭水化物です。
健康のためにはバランスよく食べることが大事。
その比率はエネルギー量換算で、おおよそタンパク質2：脂質2：炭水化物6が理想。
重量換算してみると1日2000キロカロリー摂る場合は、
タンパク質100g、脂質44.4g、炭水化物300gになります。

# エネルギーを作る炭水化物

三大栄養素の中で、食べる量がもっとも多いのが炭水化物です。そして、栄養分を使い切れずにカラダの中にもっとも多く残ってしまうのが炭水化物の中の糖質です。ヒトのカラダをクルマにたとえるなら、糖質は燃料であるガソリンといっていいでしょう。人間がカラダや頭を動かすために欠かすことのできない大切なエネルギー源です。

炭水化物は、ご飯、パン、麺類などの穀類や、いも類、でん粉類などに多く含まれています。食事から摂った炭水化物（糖質）は、消化・吸収され、主に血液中にブドウ糖の形で存在しており、この血液中のブドウ糖の濃度が血糖値です。血液中に溢れたブドウ糖は濃度を下げる働きを持つホルモンであるインスリンによって、グリコーゲンとして筋肉や肝臓に蓄えられるほか、脂肪としてカラダの中に蓄えられます。

炭水化物の摂取を抑えるダイエット法が盛んですが、摂取量が足りなくなると、ブドウ糖を唯一のエネルギー源とする脳に栄養が行き渡らず、集中力が低下してしまうので、必要な分量はきっちり摂る必要があります。

炭水化物1g⇒4kcal

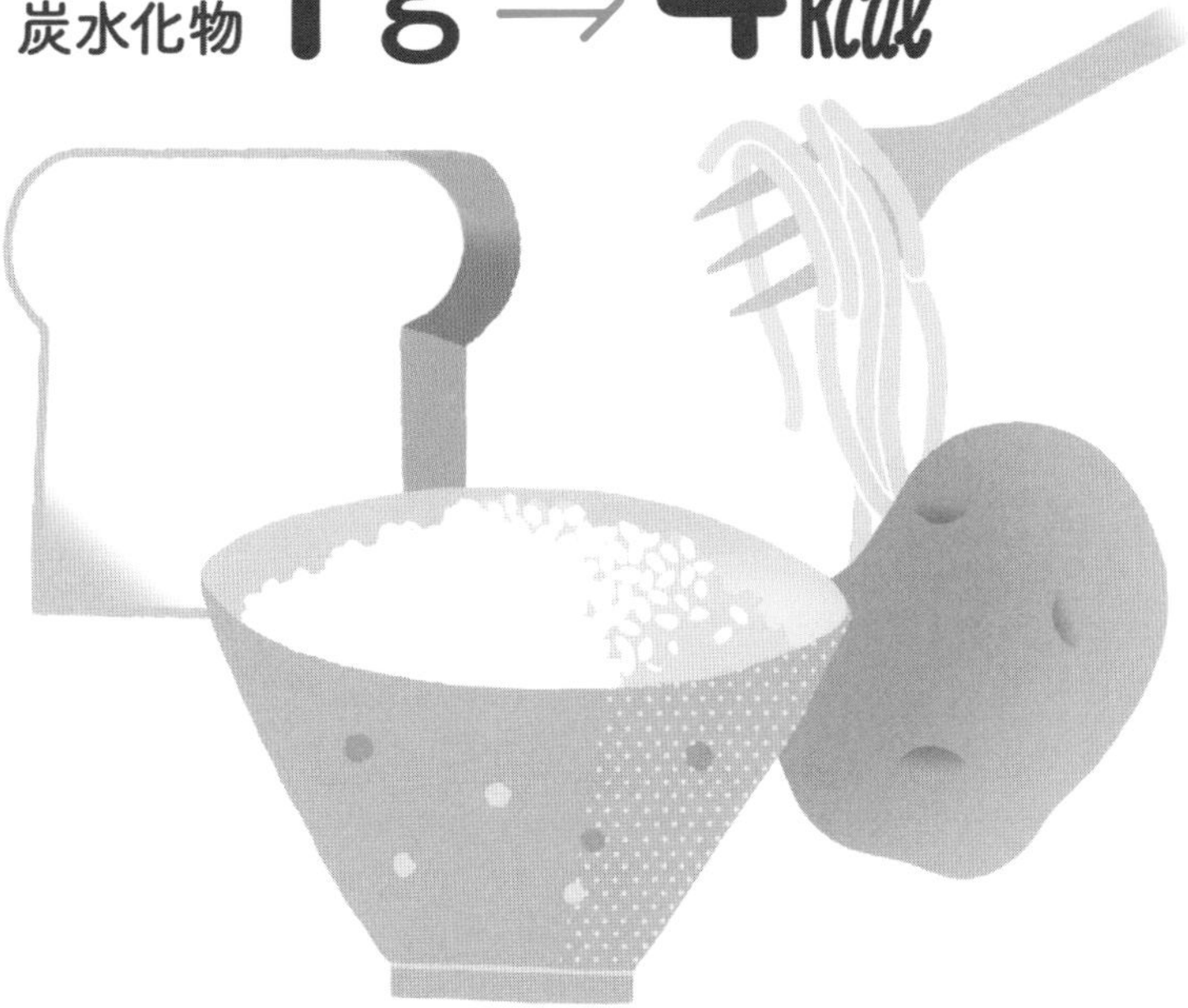

## じつは炭水化物の仲間
# 食物繊維

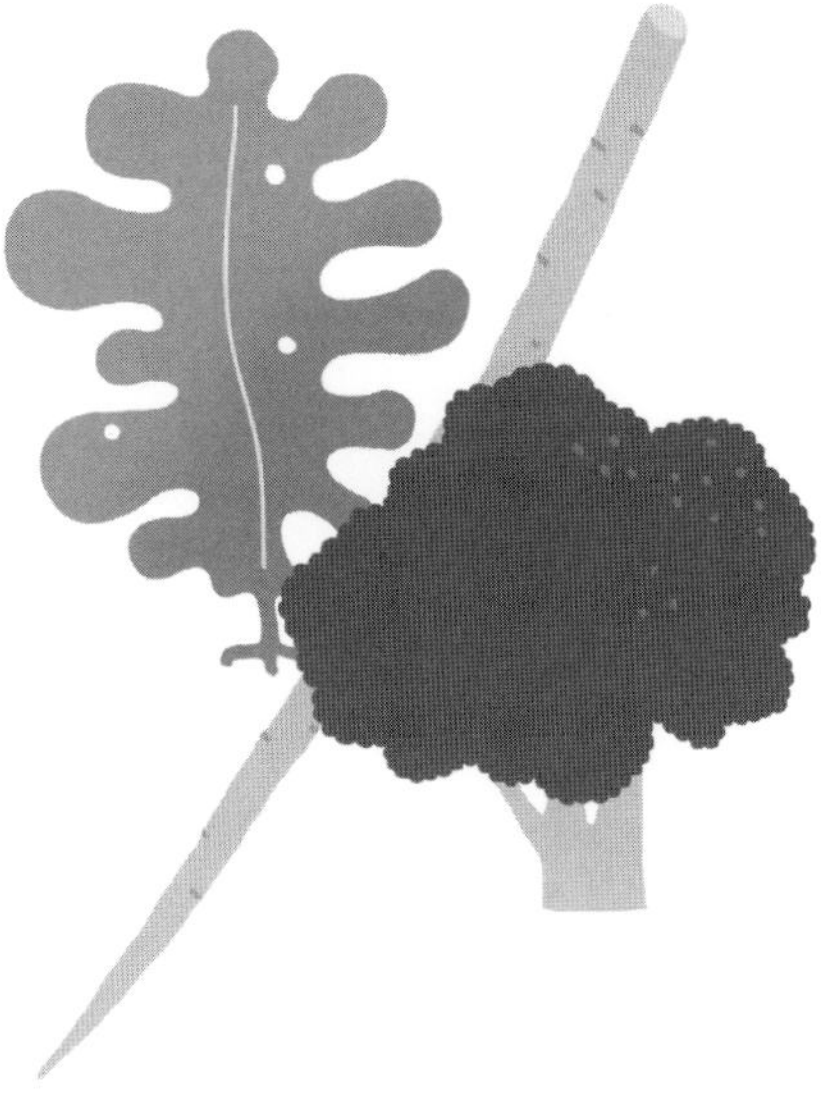

栄養素の分類上では炭水化物に含まれる食物繊維。昔は役に立たない食べ物のカスだと思われていました。しかし近年では小腸での栄養素の吸収速度を緩やかにし、食後の血糖値の上昇を抑える効果や、有害物質を吸着して便と一緒にカラダの外に出すなどの働きが注目されています。野菜、穀物、豆類などに食物繊維が多く含まれます。

# エネルギー効率が高い
# 脂質

炭水化物（糖質）と同様に、カラダのエネルギー源になりますが、エネルギー量は炭水化物の2倍以上になります。そのため、摂りすぎると肥満や動脈硬化など生活習慣病の原因になります。しかし逆にいえば、少しでたくさんのエネルギーに変わる効率のよい栄養素といえます。皮下脂肪として溜まった脂質は体温の維持などにも役立てられます。

ほかにも、血管などの細胞膜を作ったり、ホルモンの材料になったり、脂溶性のビタミン（A・D・Eなど）の吸収を助けたりする役割もあります。

脂質は、肉の脂身やラード、脂分の多い肉や魚、植物油、バターやマーガリンなどに多く含まれます。

脂質1g⇒9kcal

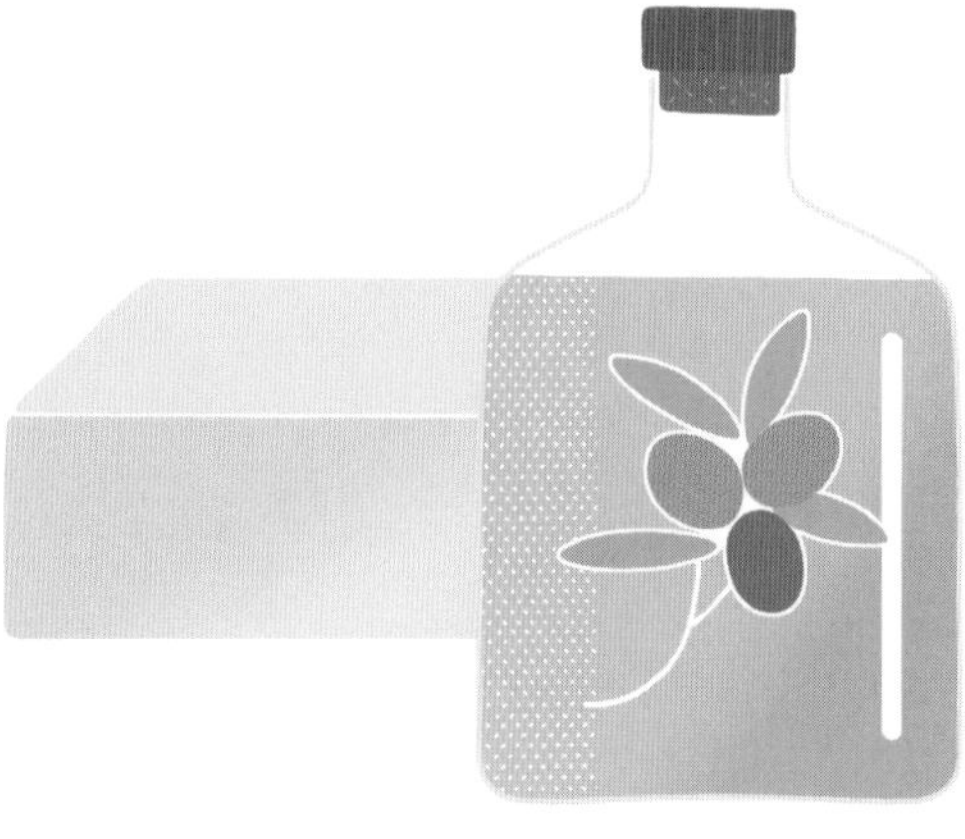

## カラダを作る
# タンパク質

タンパク質は主に筋肉や内臓、血液、骨、皮膚などを作るほか、血液の浸透圧の維持などに使われる栄養素です。タンパク質には肉や魚、たまご、牛乳などからとれる〝動物性たんぱく質〟と、大豆などからとれる〝植物性たんぱく質〟があります。

タンパク質を構成する20種類のアミノ酸のうち、9種類は人のカラダではほとんど作ることができません。そのため、食品から摂り入れる必要があります。動物性、植物性のどちらもバランス摂くとることが重要です。「良質のタンパク質を摂りましょう」といいますが、この良質とは、タンパク質を合成する必須アミノ酸がバランスよく含まれていることを指しています。

**タンパク質 1g ⇒ 4kcal**

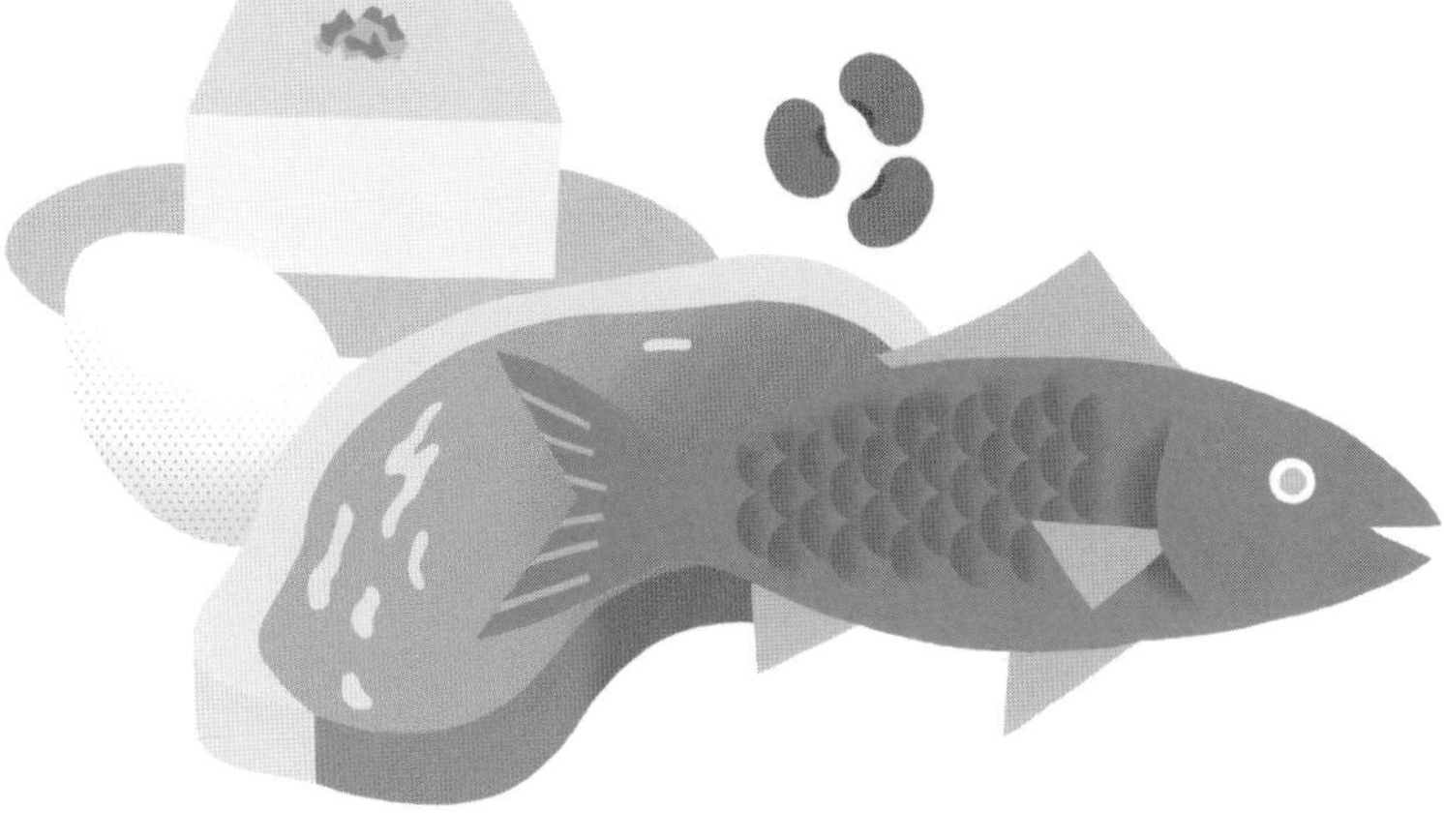

# カラダの調子を整える
# ミネラル

ミネラルはカラダを作る材料になったり、生きていくためにカラダの働きを維持・調節するのに必要な微量栄養素のことです。ヒトのカラダでは作ることができないため、食べ物などを通して得る必要がありますが、カラダの中におけるバランスが大切で、多すぎても少なすぎても健康に影響を及ぼします。

主なものは骨や歯を作るカルシウム、成長や生殖機能に関わる亜鉛、神経や筋肉などの働きを調整するナトリウムやカリウム、酵素の材料として成長や生殖に関係するマンガンなどがあります。牛乳、肉、魚、ジャガイモ、レバー、バナナ、ひじきなど多くの食材に各種のミネラルが含まれています。

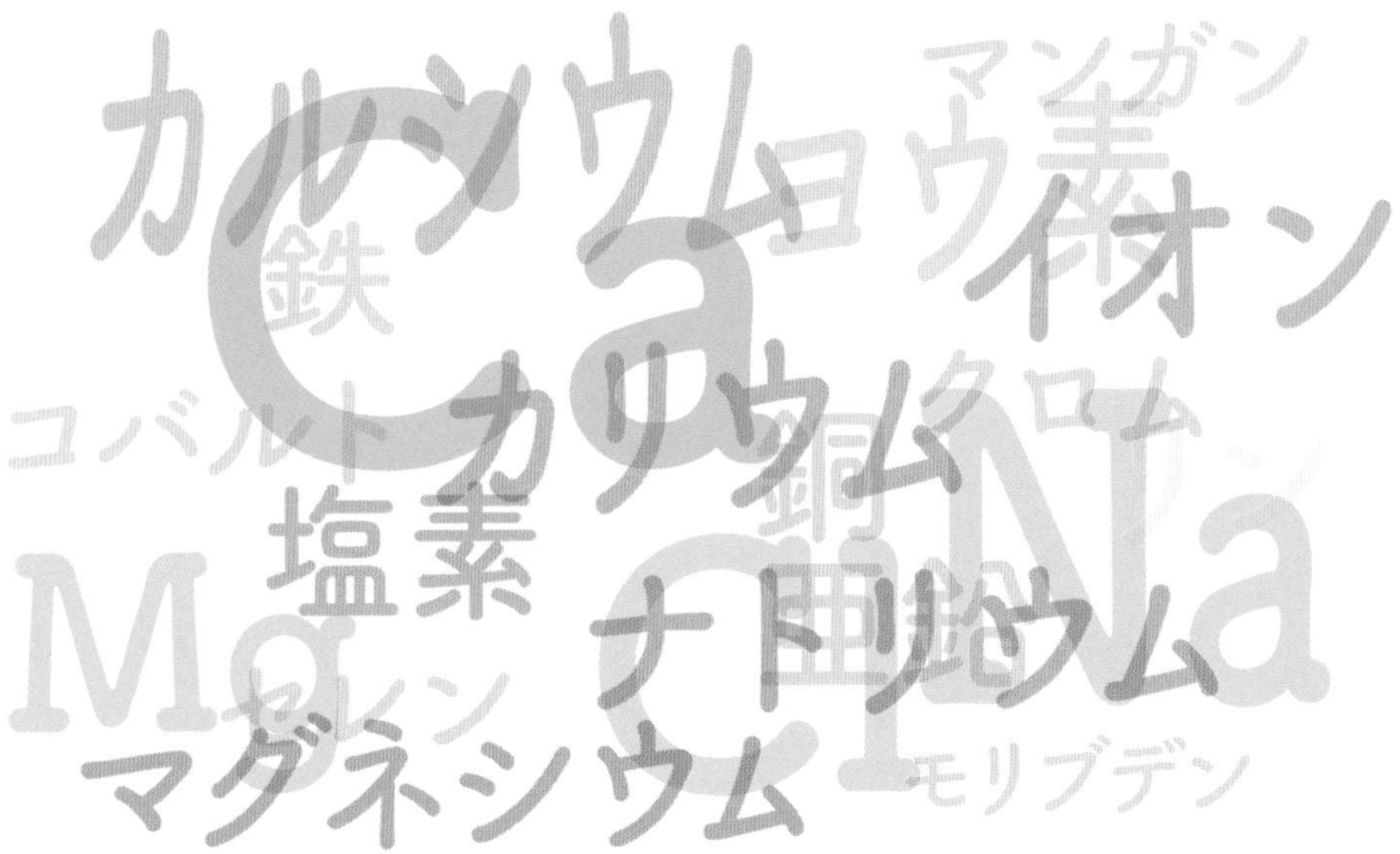

# ほかの栄養素をサポートする ビタミン

ビタミンは、炭水化物（糖質）、タンパク質、脂質の3つがカラダのなかで作られたり、利用されたりするのを助けたり、カラダの調子を整える働きをします。

ビタミンは13種類存在しますが、とくにみなさんに知られているのは「ビタミンＡＣＥ（エース）」といわれる抗酸化作用の強いビタミンＡ、Ｃ、Ｅで、インフルエンザの流行る冬場には積極的に摂りたいビタミンです。

ビタミンはヒトのカラダでは作ることができません。ビタミンが豊富に含まれる食べ物を積極的に摂る必要があります。食べ物からバランスよくビタミンを摂るには、最低でも5種類の野菜を1日に300g（うち100gは緑黄色野菜）摂ることです。

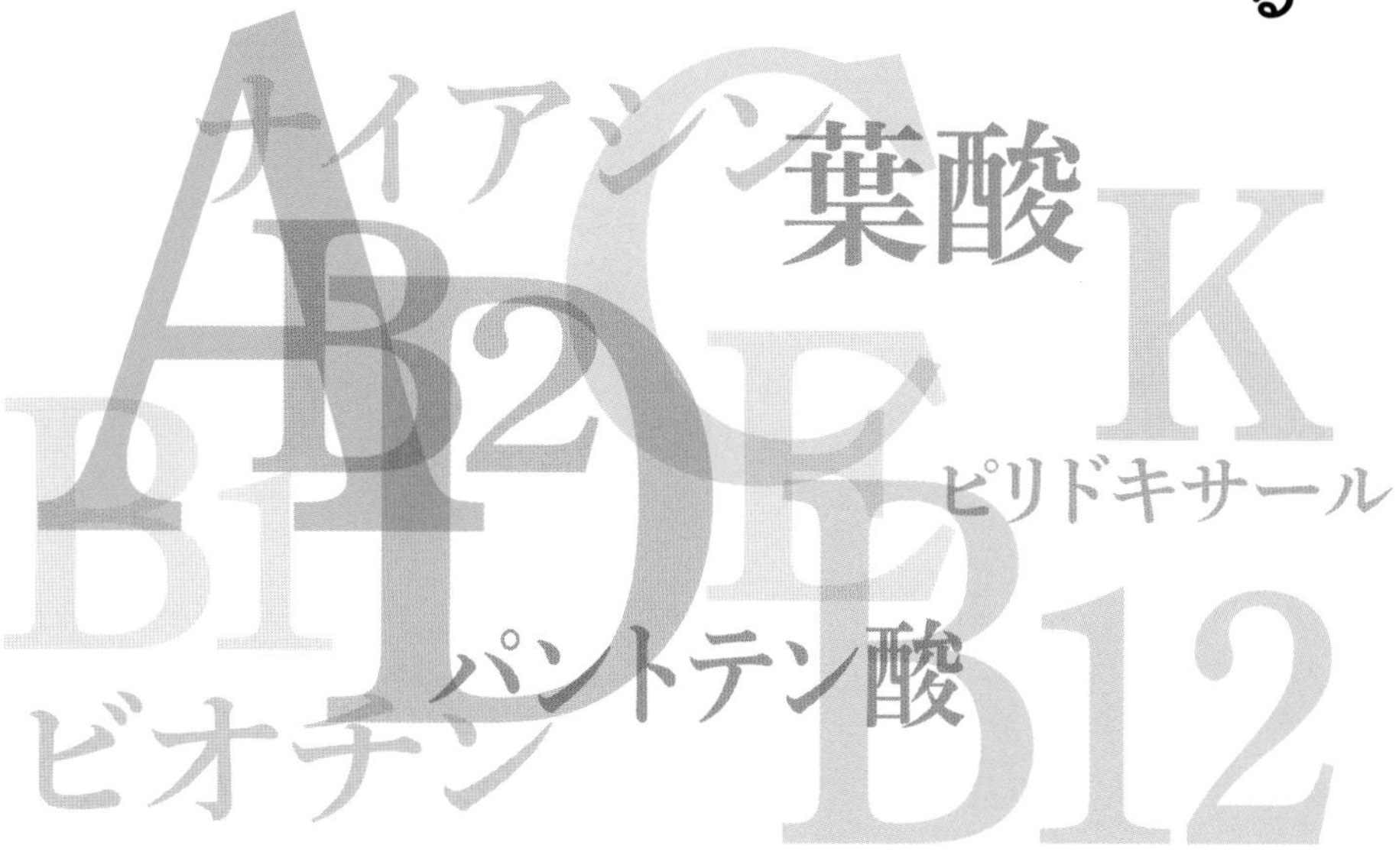

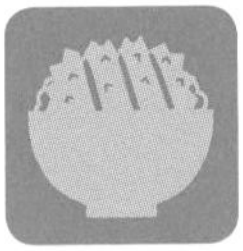

# 食べる順番で大違い カラダにやさしい食事法

「ベジファースト」という言葉もおなじみになりました。野菜を食事の最初に食べることで、血糖値の上昇を緩やかにするカラダにやさしい食べ方です。野菜に限らず、魚や肉料理も食べ方しだいで血糖値を抑えてくれます。カラダにやさしい食べる順番を整理してみましょう。

**●おかず（タンパク質食品）を最初に食べて、主食である炭水化物は後で食べる。**

タンパク質や脂質を炭水化物の前に摂取すると、インクレチン（小腸から出てくるホルモンで、すい臓に働きかけインスリンの分泌を増やす）の分泌が促進されます。

**●食物繊維の多い食品を取り入れる。**

ご飯の前に野菜を食べると、野菜の食物繊維が小腸からの糖や脂質の吸収を抑え、食後の血糖値の急上昇を緩やかにします。

**●炭水化物に油を取り入れる**

パンなど糖質の多い食べ物は、植物性の油（オリーブオイルなど）と一緒に食べることで血糖値の上昇を低く抑えられます。ただ、油はカロリーが多いので、1日大さじ1杯が目安です。

食べる順番を変えるだけで食事がカラダをいたわってくれます。ぜひ実践してみましょう。

# 食べる順番を変えるだけで血糖値は下がる！

## 1 ご飯の前に肉・魚

肉や魚は先に食べてはいけないものと思っている方が多いと思います。でも、実際にはご飯を先に食べるよりも食後の血糖上昇が抑えられることが知られています。

## 2 ご飯の前に野菜

みなさんすでに実践されていますね。ご飯を食べるより先に、まず野菜を食べるほうが血糖値が急上昇しにくいことが知られています。

## 3 炭水化物＋油

オリーブオイルに含まれる「オレイン酸」という成分には、食べたものを胃から排出させる時間を遅らせる働きがあるため、糖質の吸収を緩やかにします。

# 外食の食べ方
# メニューから素材と調理法を見極め、選ぶ

食事療法を実践されている方がもっとも悩む場面が多いのが外食です。

お祝いごとや仲間の集まり、気分転換や、仕事で外回りをしているときの食事などと、レストランや食堂などでの外食は意外と多いものです。

食事の量や食材選定、それに調理法も含めて、家で食事をいただく場合とはずいぶん勝手が違うので、外食は食事のしかたをコントロールすることが難しいものです。食事療法の成否のカギを握るのは〝外食を制する〟ことといってもいいのです。

外食の特徴を挙げてみましょう。

・炭水化物や脂質が多い　・野菜が少ない　・量が多め　・栄養が偏りがち　・味付けが濃い

・急いで食べなければいけない　・栄養バランスが把握しにくい

つまりは自分の思いどおりにならないのが外食というものなのです。

それでは、そんな外食を少しでも自分の健康をサポートする食事にするにはどうしたらよいのでしょうか。いくつかのポイントをご紹介します。

まず、食事の特徴を見極めることが大切です。

たとえば同じ食品でも部位によってカロリーも異なります。「豚ロース」より「ヒレ」のほうが同量（120g）で80キロカロリー下げられます。また、同じ素材でも調理方法によってもカロリーは違い、同量の皮なし鶏肉（60g）の場合、塩焼きなら80キロカロリーのところ、チキンカツにすると240キロカロリーと大きく違ってきます。

そのほか、

①ご飯と麺類を一緒に食べるなど糖質の重なりのないバランスの取れたメニューを選ぶ。

②どんぶり物やラーメン、うどん、そば、スパゲティなどの1杯の量とカロリーの目安感覚を身につける。

③どのくらい活動したか、何時に食べるかによって揚げ物や中華、洋食、和食など見合った食事を心がける。揚げ物、中華、洋食はお昼に食べるのがオススメ。

④定食でも、ご飯の量やサラダのドレッシング、おかずのソースの量、食後の飲み物の砂糖など、変更できるものは調整する。

などといった細かな工夫が大切です。

また、残すことをもったいないと思い、すべて食べてしまわないことです。とくに高齢になるほど食べ物を残すことに罪悪感を覚える方が増えるのですが、ときには食べ物をきっぱりと残すという決断も必要です。

# 中食の食べ方
# プラスαの食べ物でバランスを整える

中食《なかしょく》とは外食と内食の中間に当たる食事を指します。デパートやスーパーで売っている総菜やコンビニ弁当、デリバリーのピザ、調理済み冷凍食品なども中食です。家庭以外で調理された食べ物を持ち帰って家で食べる、というイメージを持っていただくと中食を理解しやすくなります。

調理されたものを持って帰ってそのまま食べるか、簡単な調理だけで食べられるという便利さのため、中食の裾野はどんどん広がっているようです。

外食同様に調理に関して思いどおりにならないのが中食です。コロッケや鶏のから揚げなどの揚げ物や、おにぎり、サンドイッチ、寿司などの主食がよく売れていて、味の濃いものや脂肪の多いものが多く、食塩や脂肪を摂りすぎてしまうことがデメリットといえます。

ですから、家に持ち帰って少し手を加えたり、プラスαの食材で栄養のバランスを整えるように工夫しましょう。

そんなときにあると便利なのが、厚生労働省と農林水産省が決定した「食事バランスガイド」です。1日に、「何を」、「どれだけ」食べたらよいかを考えるときに、食事の望ましい組み合わせとおおよその量をイラストでわかりやすく示したものです。
それによると、主食（ご飯、パン、麺など）は5～7、主菜（肉、魚、卵、大豆料理）は3～5、副菜（野菜、きのこ、いも、海藻料理）は5～6という数値で示されています。数値は、1＝80キロカロリーを表します。

この「食事バランスガイド」を頭に入れておいて、

①毎食で主食、主菜、副菜の比率バランスが整うように食べ、中食だけではバランスが整わない場合はサラダだけを購入するなど、足りない食べ物を補充する。
②自分が食べる食事の量とカロリー量を計算して、自分に適した1日の指示エネルギー量*を確認しながら、そのエネルギー量を超えない食事にする。
③油やマヨネーズの使用を控えたおかずを選ぶ。コロッケにマカロニサラダ、唐揚げなどといった組み合わせは避ける。

――などに気をつけましょう。

最近ではレンジでチンするだけで調理できてしまうレンジアップ商品も活用されています。ビタミン不足が心配な場合は生野菜を加えてもよいでしょう。

*指示エネルギー量＝主治医から指示される1日の摂取カロリーのこと。

# 食べているものの
# カロリーを知る

大切だということは分かっていても実践するのが大変なのがカロリー計算です。

とくに外に食べに出たときや、コンビニやスーパーで温めるだけで食べられる調理品を購入したときは計算に戸惑いますね。

そんなときに、掲載した一覧表のように、いつも食べているおなじみ料理のカロリーが分かると助かります。食べたものを組みあせてカロリーを足し算するだけ。意外と役立つので活用してみてください。

## 大好きな炭水化物重ね食い
## かつ丼ときつねうどんを一緒に食べると!?

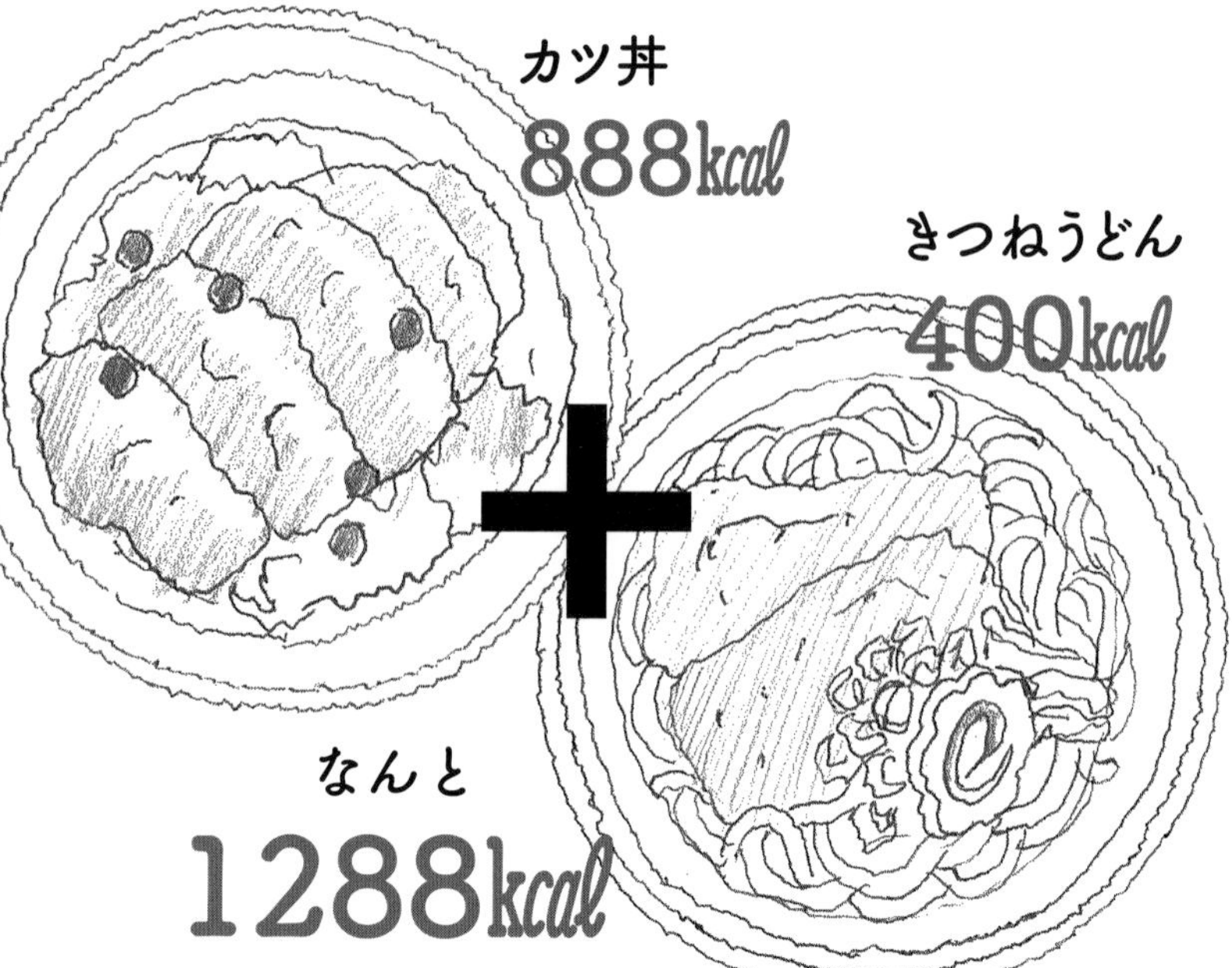

# 外食と中食のカロリーの目安

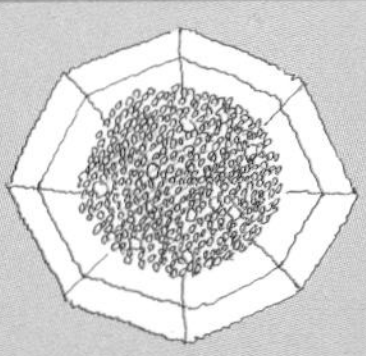

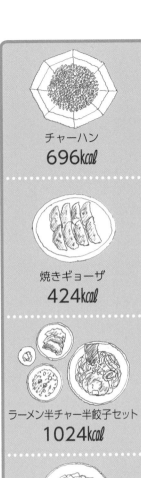

チャーハン
696kcal

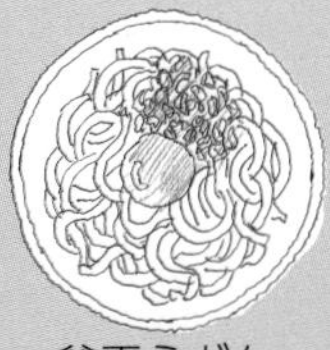

釜玉うどん
360kcal

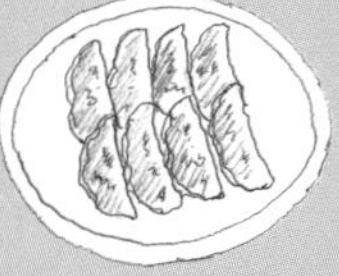

焼きギョーザ
424kcal

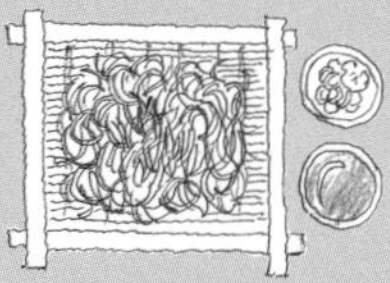

ざるそば
280kcal

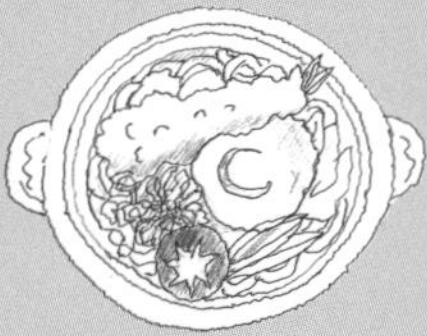

鍋焼きうどん
497kcal

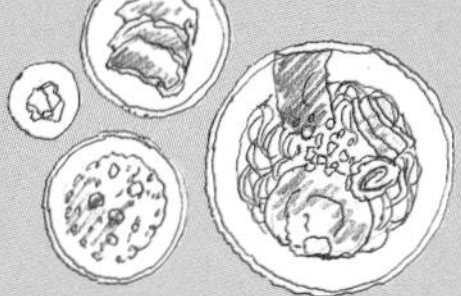

ラーメン半チャー半餃子セット
1024kcal

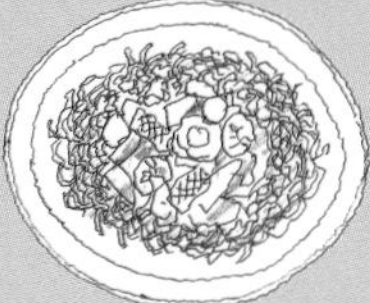

あんかけかた焼きそば
918kcal

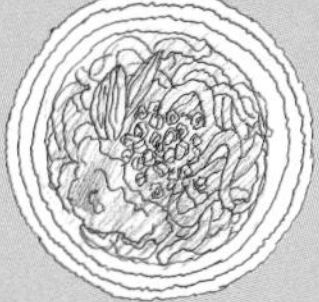

カレーうどん
471kcal

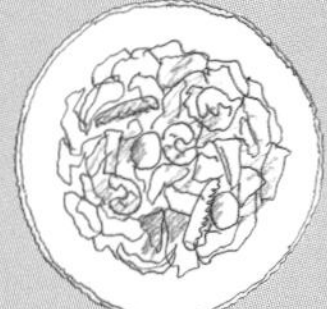

中華丼
841kcal

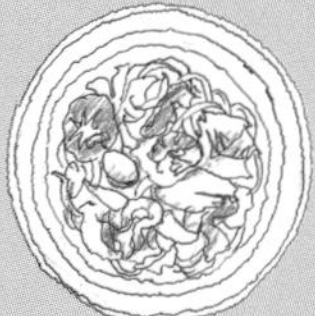

五目ラーメン
536kcal

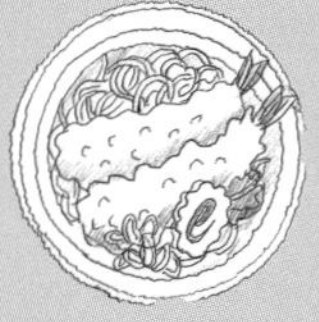

天ぷらそば
440kcal

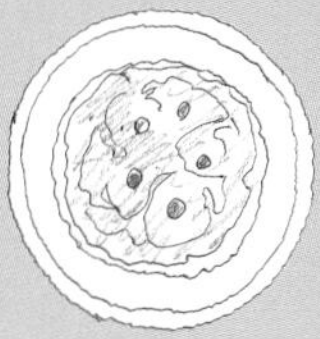

天津飯
639kcal

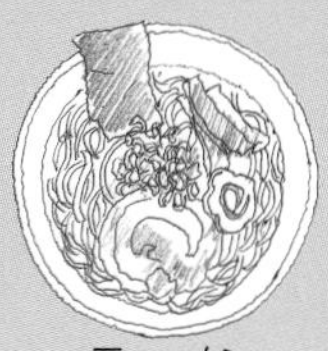

ラーメン
464kcal

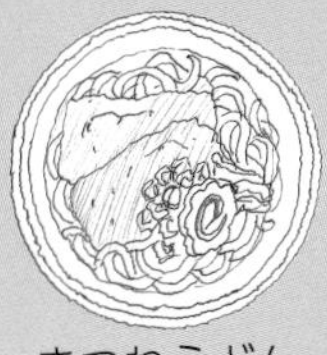

きつねうどん
400kcal

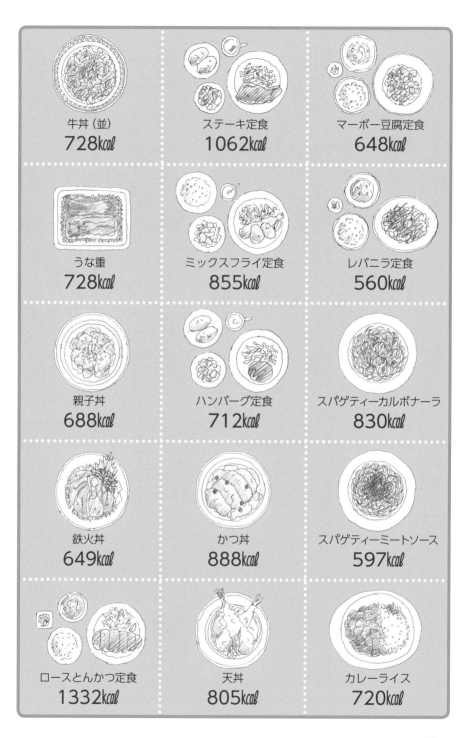

牛丼（並）
728kcal

ステーキ定食
1062kcal

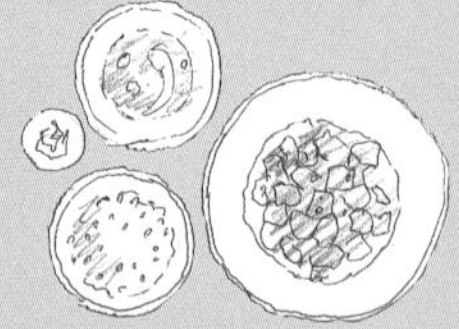
マーボー豆腐定食
648kcal

うな重
728kcal

ミックスフライ定食
855kcal

レバニラ定食
560kcal

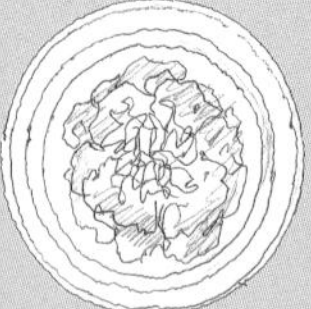
親子丼
688kcal

ハンバーグ定食
712kcal

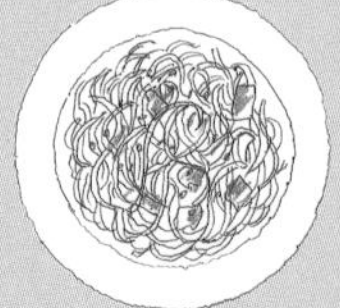
スパゲティーカルボナーラ
830kcal

鉄火丼
649kcal

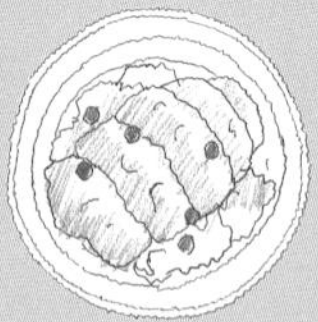
かつ丼
888kcal

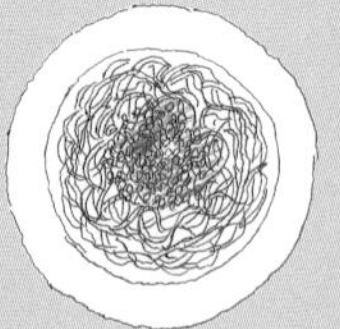
スパゲティーミートソース
597kcal

ロースとんかつ定食
1332kcal

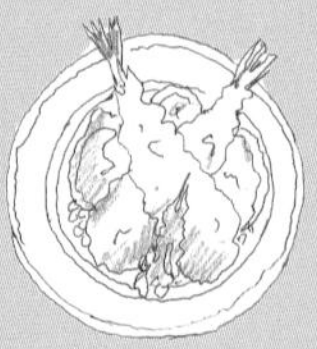
天丼
805kcal

カレーライス
720kcal

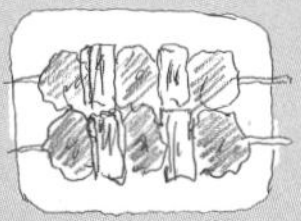

焼き鳥（ねぎま２本）
142kcal

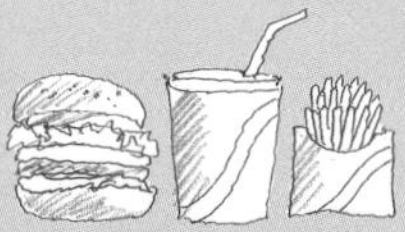

ハンバーガーセット
1075kcal

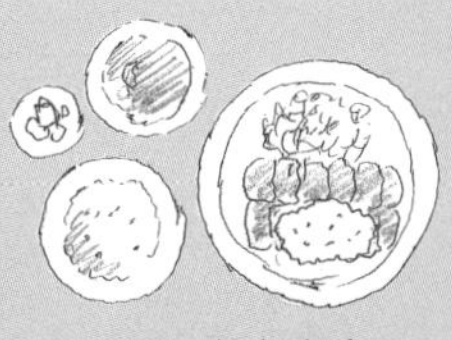

チキン南蛮定食
1069kcal

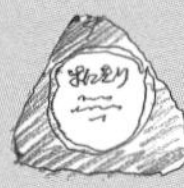


おにぎり
184kcal

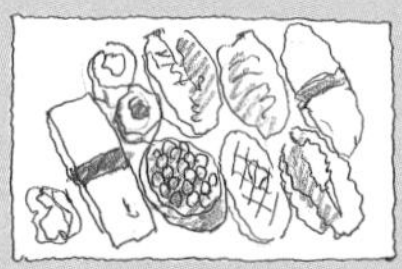

握り寿司８貫
456kcal

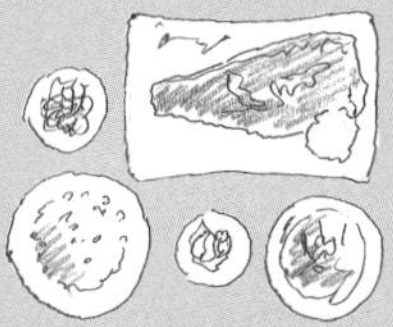

焼魚（さば）定食
935kcal

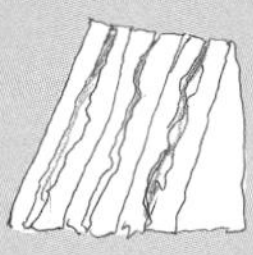

ミックスサンドイッチ
342kcal

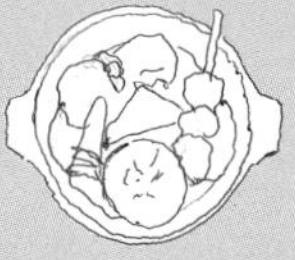

おでん盛り合わせ
386kcal

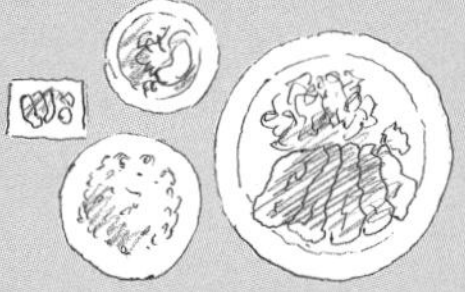

豚生姜焼き定食
789kcal

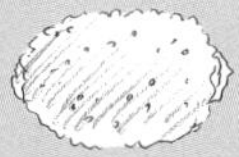

カレーパン
330kcal

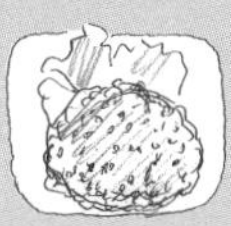

メンチカツ
277kcal

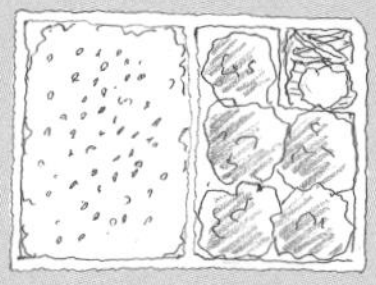

唐揚げ弁当
798kcal

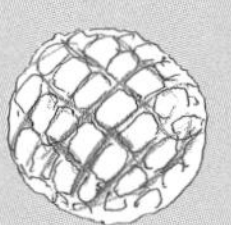

メロンパン
402kcal

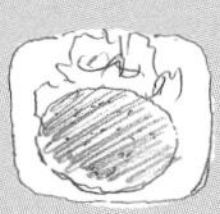

コロッケ
220kcal

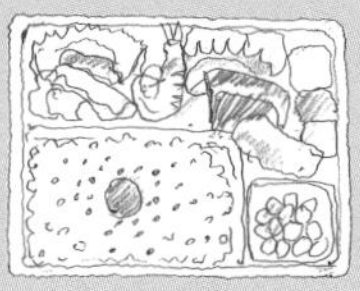

幕ノ内弁当
680kcal

新毎日の食事のカロリーガイドブック　外食編／ファストフード・コンビニ編／市販食品編／家庭のおかず編　女子栄養大学出版部
新外食・テイクアウトのカロリーガイドブック　外食・テイクアウト編／コンビニ・市販食品編　女子栄養大学出版部
毎日の食事のカロリーガイド改訂版　女子栄養大学出版部
実物大・そのまんま３皿でバイキングカード　群羊社

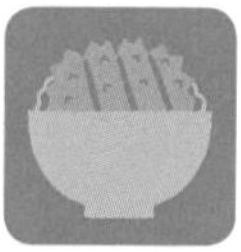

# 内食の食べ方 日本食のスタイルをヒントに

内食は、外食・中食と違い家庭で調理をするので、食事療法を行うにあたり、カロリーや栄養バランスをコントロールしやすいのがメリットです。それでは、いったいどのような食事バランスを考えるのが理想的なのでしょう。

そのヒントとなるのが、伝統的な日本食のスタイルです。平成25年に日本人の伝統的な食文化がユネスコ無形文化遺産に登録されましたが、一汁三菜を基本に組み立てられた日本食の栄養バランスは、理想的な食事スタイルとして高く評価されました。

一汁三菜の組み合わせの特徴は、穀物の米を主食にして、タンパク質食品である魚や大豆などおかずとなる主菜、そして煮物やサラダなど野菜料理の副菜が添えられていることです。その上で、「食事バランスガイド」が示す、主食（ご飯、パン、麺）は5～7、主菜（肉、魚、卵、大豆料理）は3～5、副菜（野菜、きのこ、いも、海藻料理）は5～6という数値（数値は1＝80キロカロリーを表す）割合にかなっているということです。

日本食の知恵をベースにして、さらに一品加えるなどの工夫があってもいいでしょう。腹八分目でゆっくり味わうのがポイントです。

# 食事の基本は
# 主食・主菜・副菜

### 主食の量は毎食一定にする

ご飯などの主食は糖質が多いので、
血糖値を安定させるために
毎食一定量にする。
女性：女茶碗１杯くらい
男性：男茶碗１杯くらい
（身体活動レベルが普通の場合）

**主食**

ご飯、パン、麺類などの
穀物

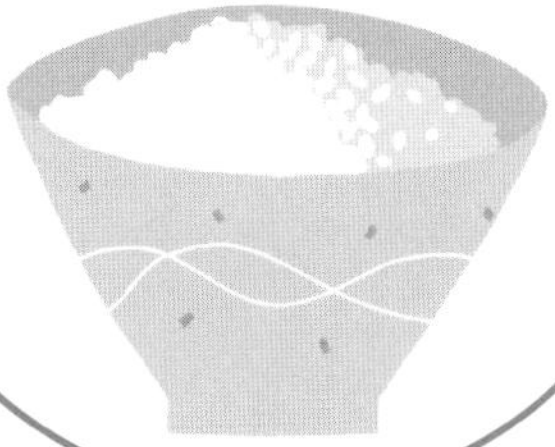

**主菜**

魚、肉、卵、大豆などの
タンパク質

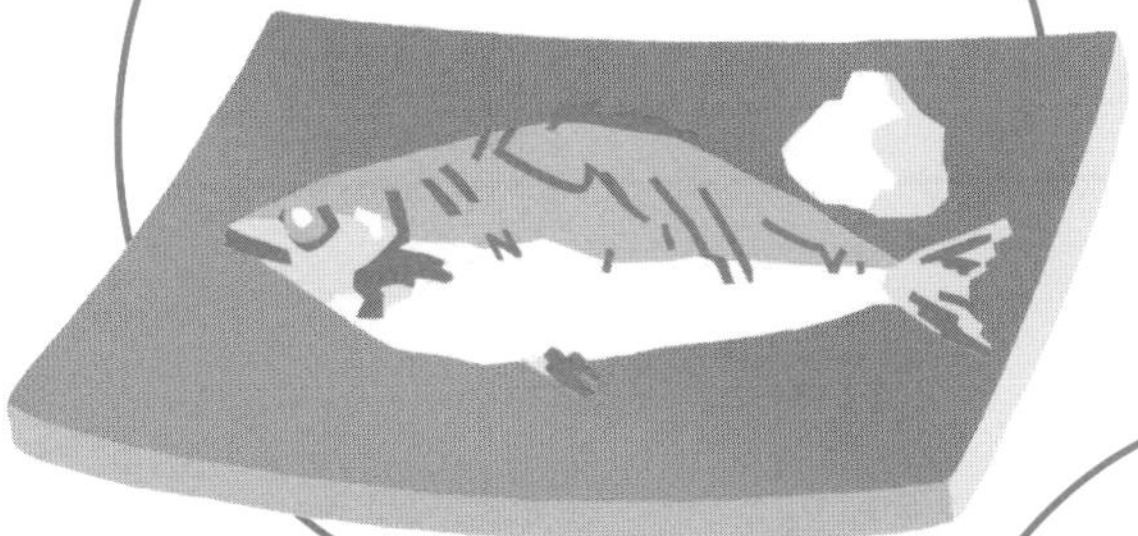

**副菜**

野菜、海藻、きのこなど

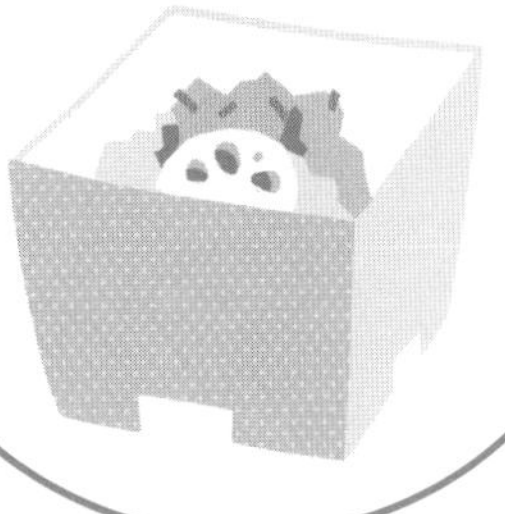

### 栄養バランス食

**①一汁三菜**

食品の組み合わせパターン例

・ご飯１杯＋卵（納豆）＋みそ汁
・ご飯１杯＋魚（肉）＋野菜料理など

**②腹八分目でゆっくり味わう**

# 間食はいつ、何を、どのくらい食べるかに気をつけて

間食の種類や量によって、食後の血糖値の変化は異なってきます。糖質の多い間食をいただくほど血糖値は上がります。間食の時間によっては、その前に食べた食事によって上がった血糖値が下がりきらない状態で間食を摂ることになり、血糖値の高い状態が続くこともあります。食べる時間を考えるとともに、食べる必要のない間食はなるべく避けましょう。間食は1日の食事がカロリーオーバーでなければ最大２００キロカロリーくらいまではＯＫです。

間食の摂り方のポイントは、「食べるタイミング」と「何をどのくらい食べるか」に気をつければおおよそ大丈夫です。「食べるタイミング」では、いつ食べるかが重要になってきますが、血糖値が上がりっぱなしになる食べ方は避けたいので、食事の一部、つまりデザートとして食べてしまうのがよいでしょう。また運動療法などカラダを動かす前に食べると、急激な血糖上昇が避けられます。食事同様に夜9時以降の間食は肥満にもつながりますのでオススメしません。「何をどのくらい食べるか」では、糖分の多い清涼飲料水は避けましょう。いただく前にパッケージに記載された成分表を確認することも、食べすぎに歯止めを掛ける効果があります。ナッツ類などでミネラルを補給するのもよい方法です。

# 間食の摂り方

## ❶ドカ食いをしない

食べる前に温かい飲み物で気持ちを落ち着かせてから

## ❷ルールを決めよう

- おやつは200キロカロリーまで
- 糖質（主食）の量でコントロール
- 間食の量を決めて、ダラダラとは食べない
（ちょこちょこ食いはダメ！）
- 間食はフルーツ、ナッツ、乳製品、インスタントスープなど
（ナッツ類はカロリーが多いので、食べすぎにとくに注意）

## ❸タイミング

- 食事の一部として食べる
- 外出する前、ウォーキングや運動療法など、活動の前に食べる
- 夜9時以降は控える

## ❹摂る内容・量に注意

- 清涼飲料水（甘味）はやめる
（どうしても飲むならゼロキロカロリーのものを）
- 小袋に替える
- 栄養成分表示を確認する

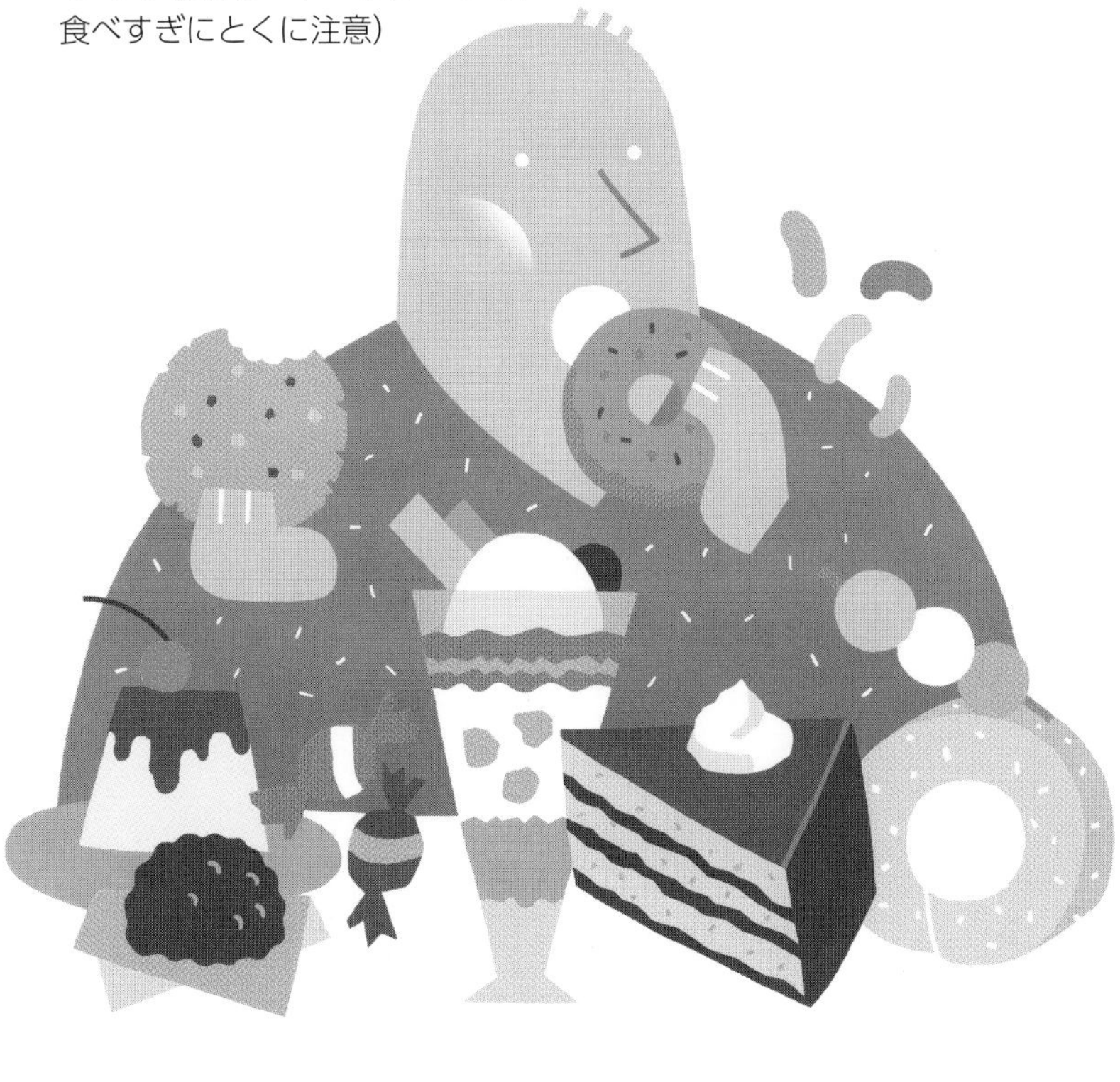

# やっぱりお酒はダメなのか

アルコールをいただくこと自体は、それがビールであってもウイスキーであっても糖尿病の食事療法では止めていません。問題はお酒の種類ではなく量にあります。

アルコールに含まれるカロリーは1gあたり7キロカロリーもあり、脂肪の9キロカロリーに次ぐ高カロリーな食品です。それなのに、アルコールは〝エンプティカロリー（カロリーがない）〟といわれることがあります。これはアルコールそのものには栄養素が含まれていないという意味からきているのと、アルコールが肝臓で代謝される過程でそのエネルギーはほとんど使われてしまうと考えられているからです。

しかし、アルコールのカロリーが体内に蓄積されにくいとはいえ、大量に飲めば当然蓄積されます。ですから、1日の飲酒量は日本酒1合程度（純アルコールにして20g）とされています。ビールなら中びん1本、ワインなら２００㎖、ウイスキーならダブル1杯が目安です。

また、お酒は食欲を増進させるので、おつまみとして何をどのくらい食べるのか気をつけないと、すぐにカロリーオーバーになってしまいます。揚げ物や肉類はさけ、魚介類、豆腐、野菜などを中心に、ゆっくり味わいながら楽しみましょう。休肝日も週に数日は設定しましょう。

## アルコールは種類ではなく

# 量の問題です

飲みすぎは中性脂肪値を上昇させ、血糖コントロールにも影響が出ます。

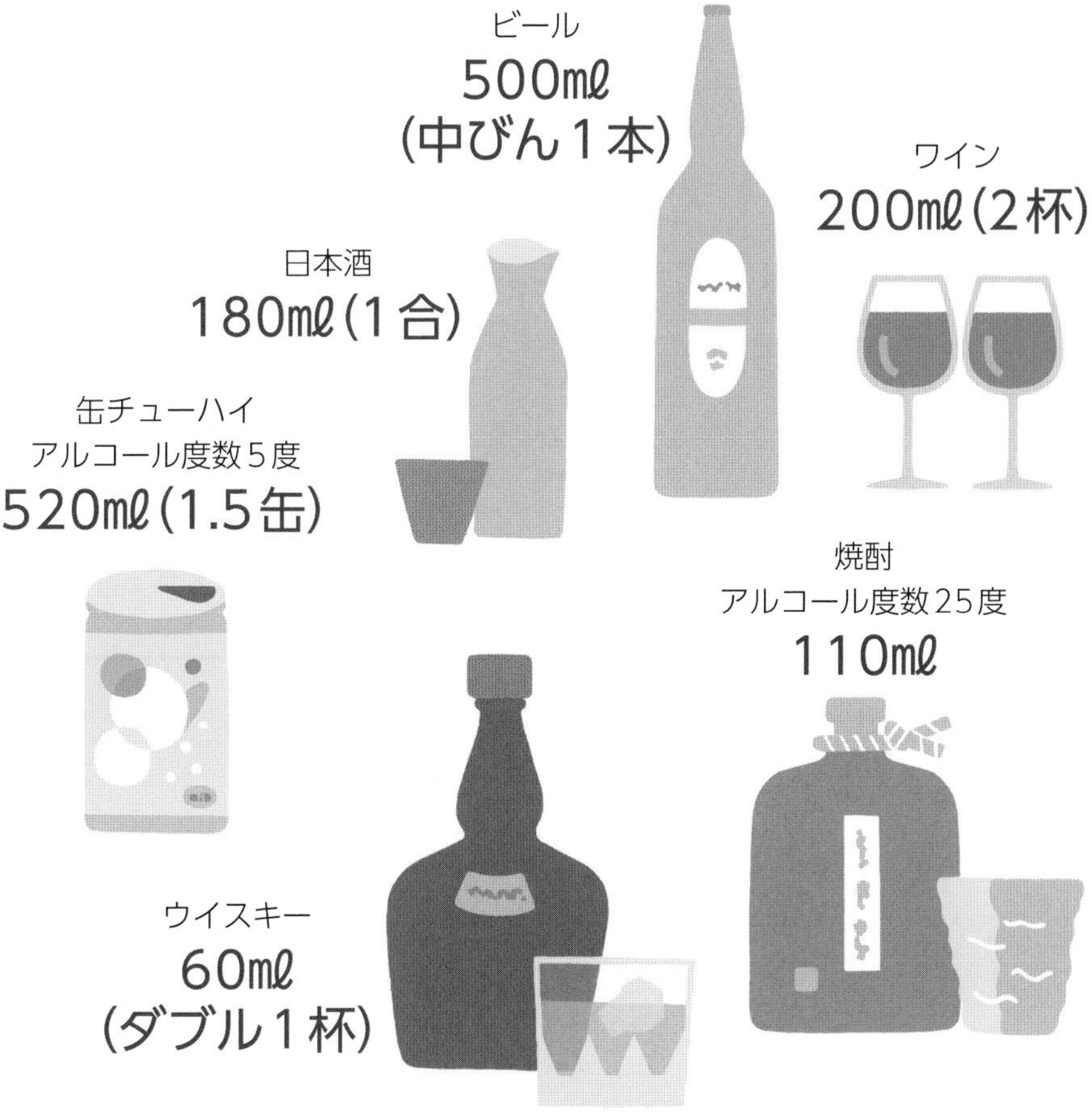


## お酒と上手に付き合おう

飲みすぎないようにするために、ゆっくり飲んだり、薄めて飲んだり、ときには、ノンアルコール飲料に切り替えてひと休みする工夫も大事です。

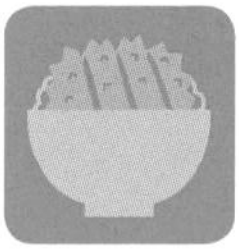

# フルーツの甘さは糖尿病とは無縁!?

フルーツの甘みは果糖という成分によるものです。果糖は砂糖の成分であるショ糖に比べて血糖値を上げにくい糖です。

国立がん研究センターが行った調査によると、果物を食べる量が多くても少なくても糖尿病になるリスクに変化はなく、関連性はないと結論づけました。

ただし、フルーツに含まれる果糖は直接的に血糖値を上げることはありませんが、食べすぎると糖分が増え血糖値を上げたり、中性脂肪を増やしたりする恐れもあります。また、フルーツの中でも食物繊維の量が多いものほど血糖値が上昇しにくいので、キウイフルーツやリンゴなどがオススメです。

厚生労働省・農林水産省が作成した「食事バランスガイド」で推奨される、1日約200gを果物の摂取目標量にしていただければ問題ありません。

果物は、野菜と並んでがんや認知症になりにくくする食べ物として、食事に取り入れることが推奨されています。きちんと量を守って、食事の楽しみのひとつとしてフルーツをいただくようにましょう。

# フルーツは
# 1日約200gまで

フルーツの甘みは「果糖（フルクトース）」によるものです。
果糖は砂糖の成分である「ショ糖」と比べて、血糖値を上げにくい糖です。
だからといって、摂りすぎればカラダによくありません。

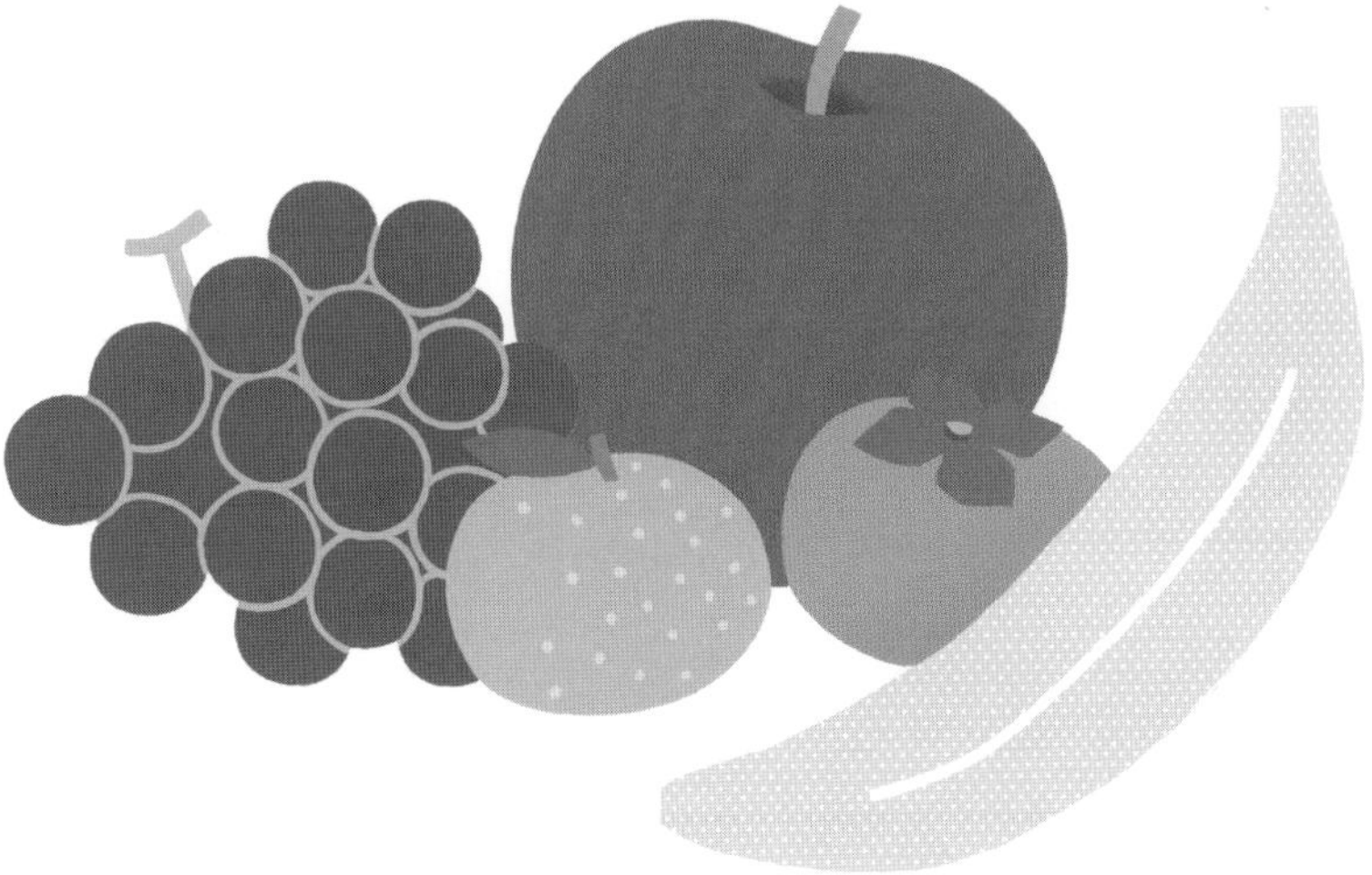

## 果物に含まれる糖質と食物繊維

| 食品名 | 重量(g) | 目安量 | 糖質g | 食物繊維g |
|---|---|---|---|---|
| 温州ミカン | 100 | 1個 | 11 | 0.4 |
| リンゴ | 150 | ½個 | 21 | 2.1 |
| バナナ | 100 | 中1本 | 21 | 1.1 |
| かき　あまがき | 150 | 中1本 | 22 | 2.4 |
| キウイ | 100 | 1個 | 11 | 2.5 |
| ブドウ（デラ） | 100 | 小房1個 | 15 | 0.5 |

院長先生から

# コース料理よりアラカルト

池田弘毅

私はこの25年間、体重もウエストもほとんど変化していません。15年前に作ったスーツもいまだに着ています。なぜ体型が変わらないかというと、毎日、毎食考えながら食べているからです。「毎食考えながら食べるなんて、食事が楽しくない」「時には好きなものを好きなだけ食べたい」という声が聞こえてきそうですが、それで太ってしまって愛着のあるスーツが着られなくなることのほうが、私にとっては嫌なことです。

私は朝と昼は結構たくさん食べています。朝食は、ご飯約200gと野菜と豆腐など、具たっぷりのみそ汁にしています。食後にコーヒーとチョコレートも少し。ラーメンやハンバーグ、揚げ物などはお昼に食べるようにしています。夜はアルコールも飲みますので、主食はあまり摂らず、野菜や魚介類を中心に、揚げ物や肉類は多くならないようにしています。外食も、最近は、コース料理は量が多すぎて食べきれません。アラカルトでたのむようにしています。フレンチであれば、まず野菜と魚介類などの前菜を選び、あればスープ、メインは肉もたのみますが、黒毛和牛などではなく、鶏、鳩、鴨、仔羊、仔牛などをたのみます。ハーフサイズを用意してくれているレストランはいいですね。最後はデザートよりチーズを少しだけ。居酒屋なども、じつは野菜と魚介類を中心に注文すれば結構健康的な献立にすることができます。

外食だからといって好きなように食べていたのでは、なかなか体型を保つことはできません。適度に運動もしながら、おいしいものも食べて、体型を保つことが、健康につながる一番の秘訣だと思います。

# 5 運動を習慣にして糖尿病予防！

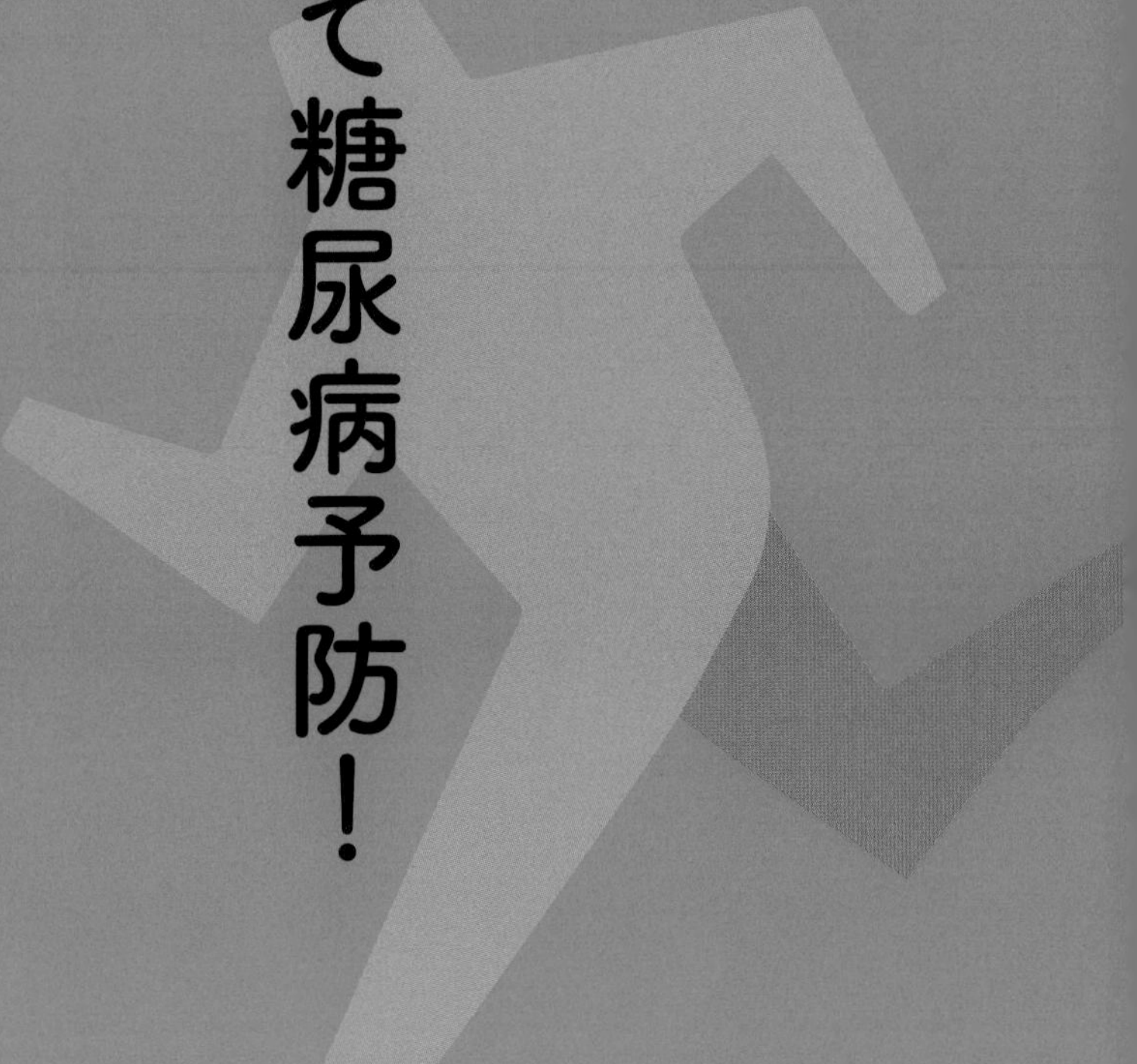

院長先生から

# 体重が減らなくても運動は絶対！

運動は「やったもん勝ち」です。同じような血糖値で、運動をしている人としていない人を比べると、運動をしている人のほうが健康で長生きしますし、同じように太っていても、運動をしている人としていない人を比べると、運動をしている人のほうが健康で長生きすることがわかっています。要するに、運動をして血糖を良好にコントロールして、体重も減らしたいところですが、もしも、それが思ったように達成されないとしても、運動は絶対にやっていたほうがよいということです。

しかし、運動ができていない人は、たいてい「運動をする時間がない」と言います。

たしかに、ジムに通ったり、ジョギングをしたり、さまざまなスポーツをするには時間もお金もかかります。しかし、運動の基本は、まず歩くことです。歩数計を利用しましょう。今ならスマホが歩数計の役割をしてくれます。まず、1日にプラス2000歩を目標にしましょう。2000歩は15分から20分歩けば達成できる歩数です。毎日20分（約2000歩）程度の運動を増やすだけで、ヘモグロビンA1cが0・67％改善したというデータもあります。可能なら1日8000～1万歩をめざしましょう。

さらに生活活動の中でも、運動量を増やすことができます。たとえば掃除をしっかりやる、階段を上り下りする、子供（孫）と遊ぶ、ガーデニングをする、重い荷物を運ぶ、などです。

注意すべき点は、足腰が悪い方や、ほかの合併症がある場合、糖尿病の薬物治療中の人は、必ず主治医と相談してから運動をはじめてください。病気の状態によっては、運動するとかえってよくないこともあります。

無理は禁物です。運動をはじめると、ついつい頑張りすぎてしてしまって、足腰を痛める人が意外に多いのです。自分の体の調子をよくみながら、決して無理をせず、徐々に運動量を増やしていくことが大切です。

長く座っている人ほど死亡リスクが高まるというデータもあり、30分に一度は立ち上がって軽く体を動かすだけでも血糖値が改善するというデータもあります。普段から少しでも時間があれば、座りっぱなしでなく、ちょこちょこ動くことを習慣づけましょう。

# 運動でできる血糖コントロール

運動をするには筋肉を動かすエネルギーが必要です。そのエネルギー源として、じつは血液中のブドウ糖が使われています。運動をして血液中のブドウ糖が筋肉に取り込まれ消費されれば、とうぜん血糖値は下がりますね。ですから、糖尿病で血糖コントロールが必要な方には、筋肉が衰えないようにするためにも運動をすることが勧められるのです。

血糖値を下げる効果のある運動は2種類。ややきついと感じるくらいの運動である「有酸素運動」と、レジスタンス運動といわれる「筋力トレーニング」です。

運動も、やみくもにたくさんすればいいというわけではありません。きつい運動では、カラダが動くためのエネルギーを補充しようとして、血液中の糖分濃度を上げようとするホルモンが分泌されます。それによって一時的に血糖値が高くなり逆効果となります。きつい運動は血圧も上げてしまい、心臓や腎臓の負担を増やすことにもなるのです。

体内時計のリズムでは、ヒトは午後3時前後にカラダを活発に動かす交感神経の働きがピークになります。運動をこのタイミングで行うと効果が出ることも知られています。どんな運動をどれだけするのか、掛かり付けの医師と相談して決めることをオススメします。

## 糖尿病だけでなく、運動はいろいろな病気に効果あり

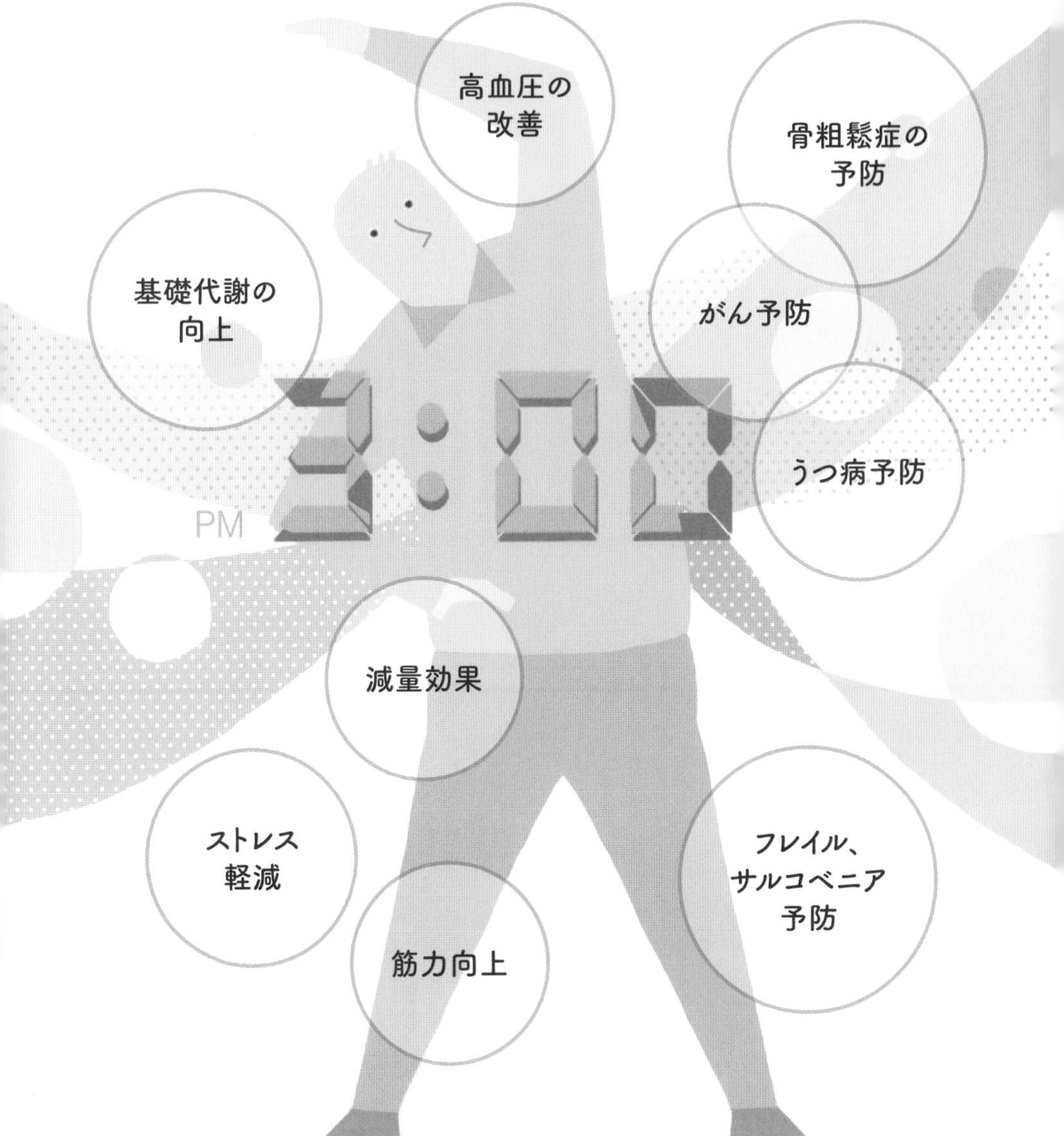


合併症やほかの病気がある方はとくに医師との相談が必要です。膝関節や腰などに痛みを抱えている方には、座ってできる無理のない運動が勧められます。

# 糖尿病対策にはこの運動！

血糖コントロールをよくするのは、有酸素運動と筋力トレーニングです。

なぜ、糖尿病の治療をはじめると医師に運動を勧められるかというと、運動には血糖コントロールをしやすい要素があるからです。運動をはじめると、血液中の糖分の消費量は安静時の数倍から20倍近くに達します。

こうした血糖コントロールをよりよくするために勧められている運動が、カラダで酸素を使い、糖や脂肪を燃やす「有酸素運動」と、筋肉に抵抗を加える動作を繰り返し行い、筋肉量を増やし筋力を付ける「筋力トレーニング」です。

有酸素運動の運動量は、息がはずむような運動を30分以上連続して週2回以上行うことが勧められています。また筋肉トレーニングは足や腰、背中の大きな筋肉を中心に、全身の筋肉を使ったトレーニングを週2~3回行うことが推奨されています。

糖尿病の状態や、合併症の状態によっては運動がかえって負担になることがありますので、運動をはじめる前の医師への相談は必須ですね！

## 有酸素運動とは

有酸素運動は、おもに酸素を取り込んで作り出したエネルギーを利用する動きのこと。無酸素運動は酸素を使わずに作り出したエネルギーを利用する動きです。

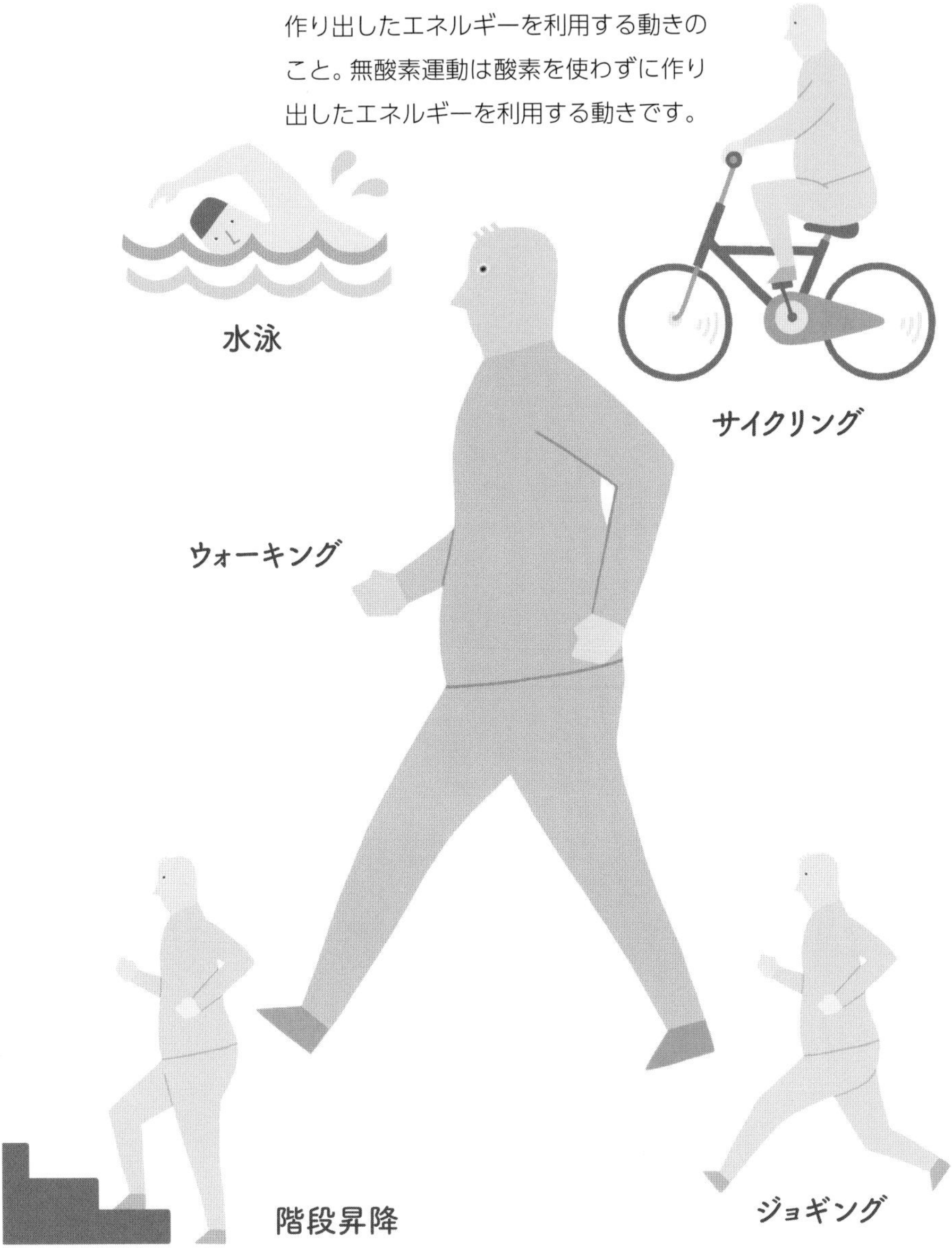
水泳
サイクリング
ウォーキング
階段昇降
ジョギング

# 有酸素運動の基本！正しい歩き方をマスターしよう

あまりにも当たり前の動きなので意外に思われる方も多いのですが、歩くことはじつは全身運動といわれています。

はじめて立ち上がった赤ちゃんのとき以来、私たちはいままで毎日のように歩いてきた、いわば「歩きのプロ」です。でも、歩き方を学んだことなんてほとんどありませんよね。「歩行」は、正しい歩き方を身につけることで基礎代謝を高められ、健康につながる有酸素運動の筆頭といえます。

歩行の基本姿勢は「背筋を伸ばしてまっすぐ立ち、あごを引いて胸を張る。やや大股で早足で一定のペースを保って歩く。腕は軽く曲げた状態で足の動きに合わせて振る」というものです。

血液を全身に送り出す心臓を補助する「第2の心臓」であるふくらはぎを意識して歩くことで、健康効果はさらに高まります。糖尿病対策だけでなく、筋肉量の低下に伴い発症するさまざまな病気を防ぎ、健康寿命を延ばすためにも、歩くことが積極的に推奨されています。

## 歩き方の理想的なフォーム

最初から無理をせずに、いつもより余分に歩くことを心がけ、
最終的には1日に8千～1万歩を目指そう。

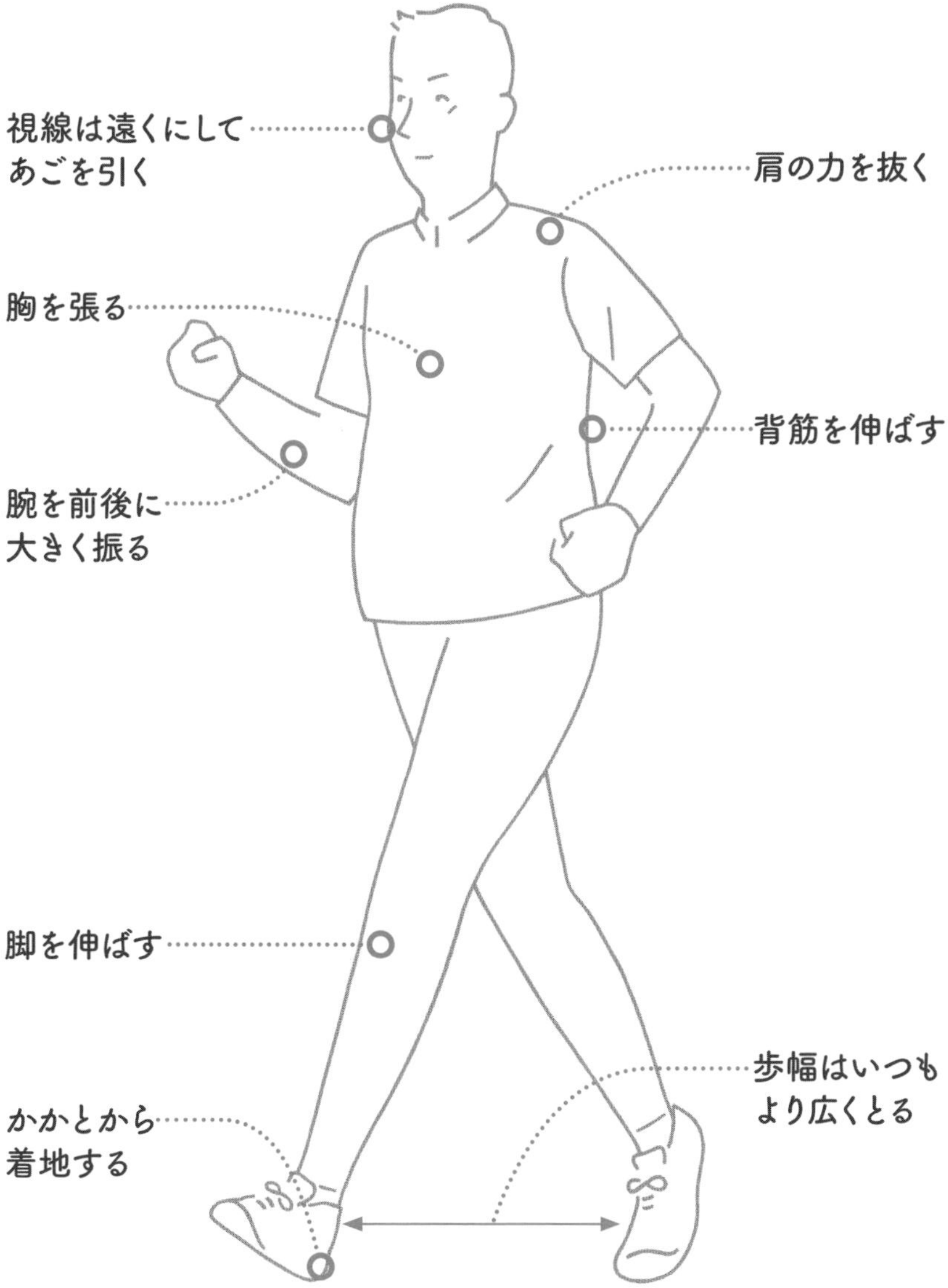

視線は遠くにして
あごを引く
肩の力を抜く
胸を張る
背筋を伸ばす
腕を前後に
大きく振る
脚を伸ばす
歩幅はいつも
より広くとる
かかとから
着地する

# カンタン筋力トレーニングがオススメ

自宅でできる

## 寝たまま足の蹴り出し運動

●鍛える場所：腹筋、ふともも前の筋肉
●1度に片脚ずつ5〜10回行う

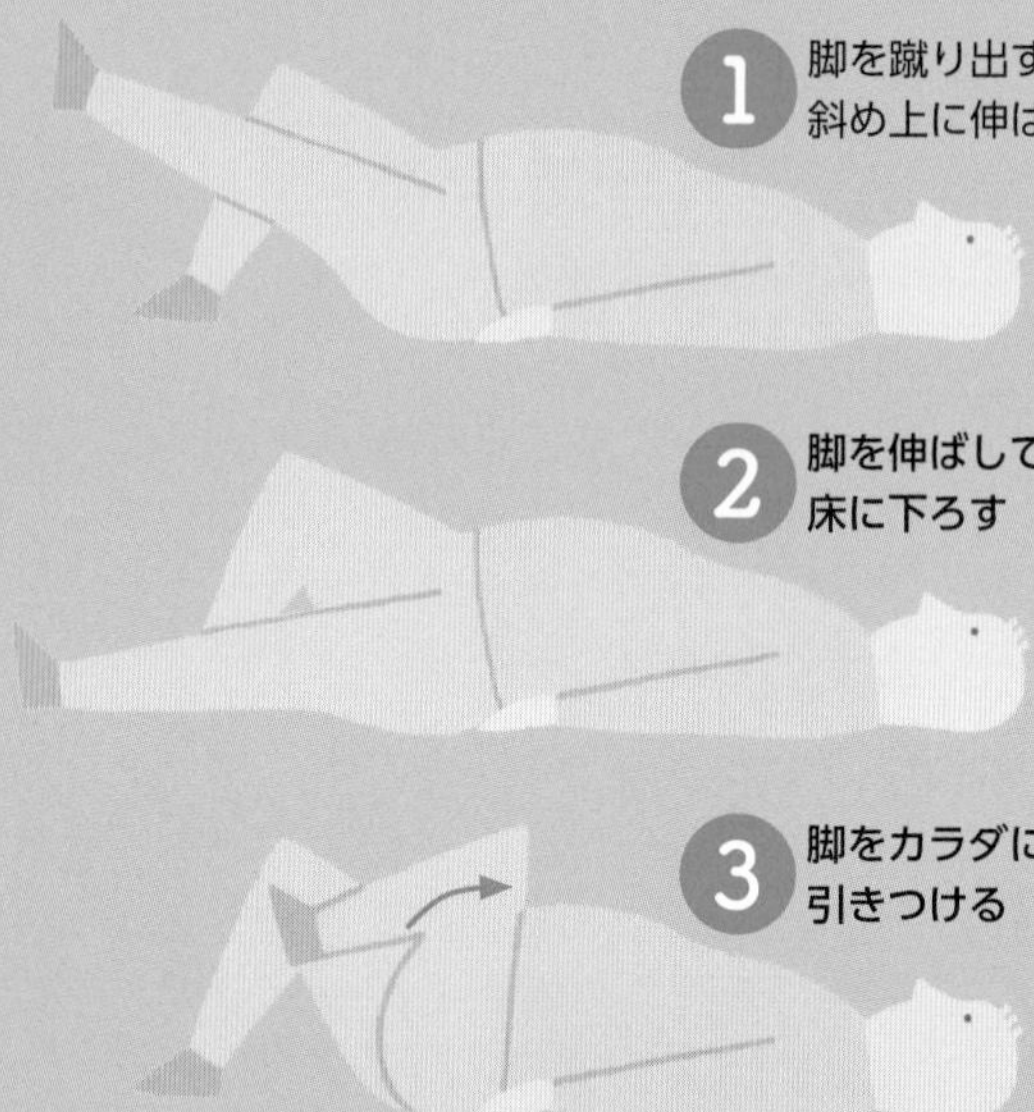
1 脚を蹴り出すように斜め上に伸ばす
2 脚を伸ばして床に下ろす
3 脚をカラダに引きつける


脚を斜め上に伸ばす、下ろす、引きつけるを繰り返す。
反対側の脚は曲げたまま動かさない。

---

## イスを使った片足かかと上げ

●鍛える場所：ふくらはぎ
●片脚10回ずつ

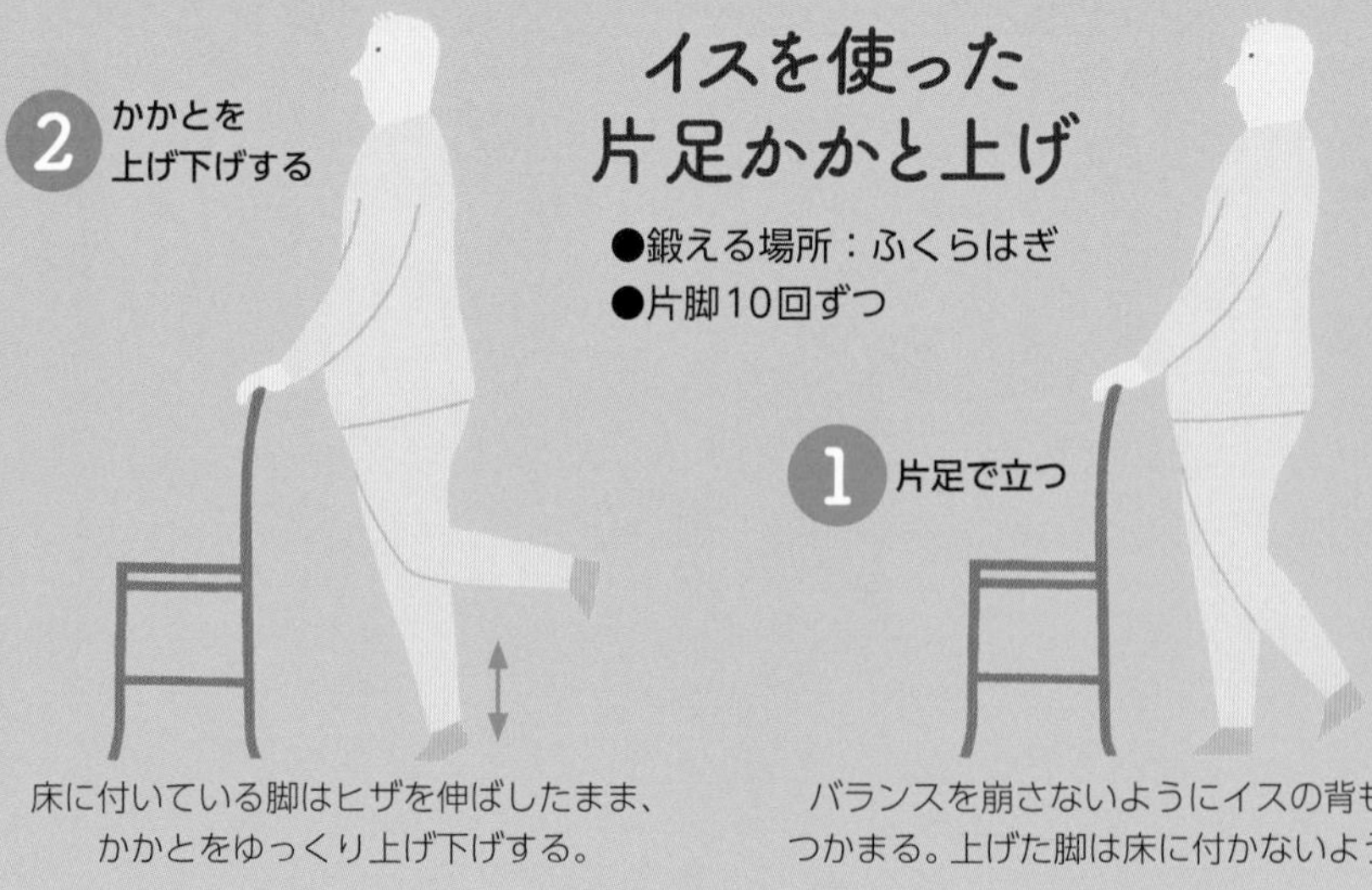


1 片足で立つ

床に付いている脚はヒザを伸ばしたまま、かかとをゆっくり上げ下げする。

バランスを崩さないようにイスの背もたれにつかまる。上げた脚は床に付かないようにする。

## ステップ運動

●鍛える場所：腹筋、ふともも前の筋肉
●1度に3～10分行う

1 昇る
2 立つ
3 昇った脚で降りる
4 元に戻る

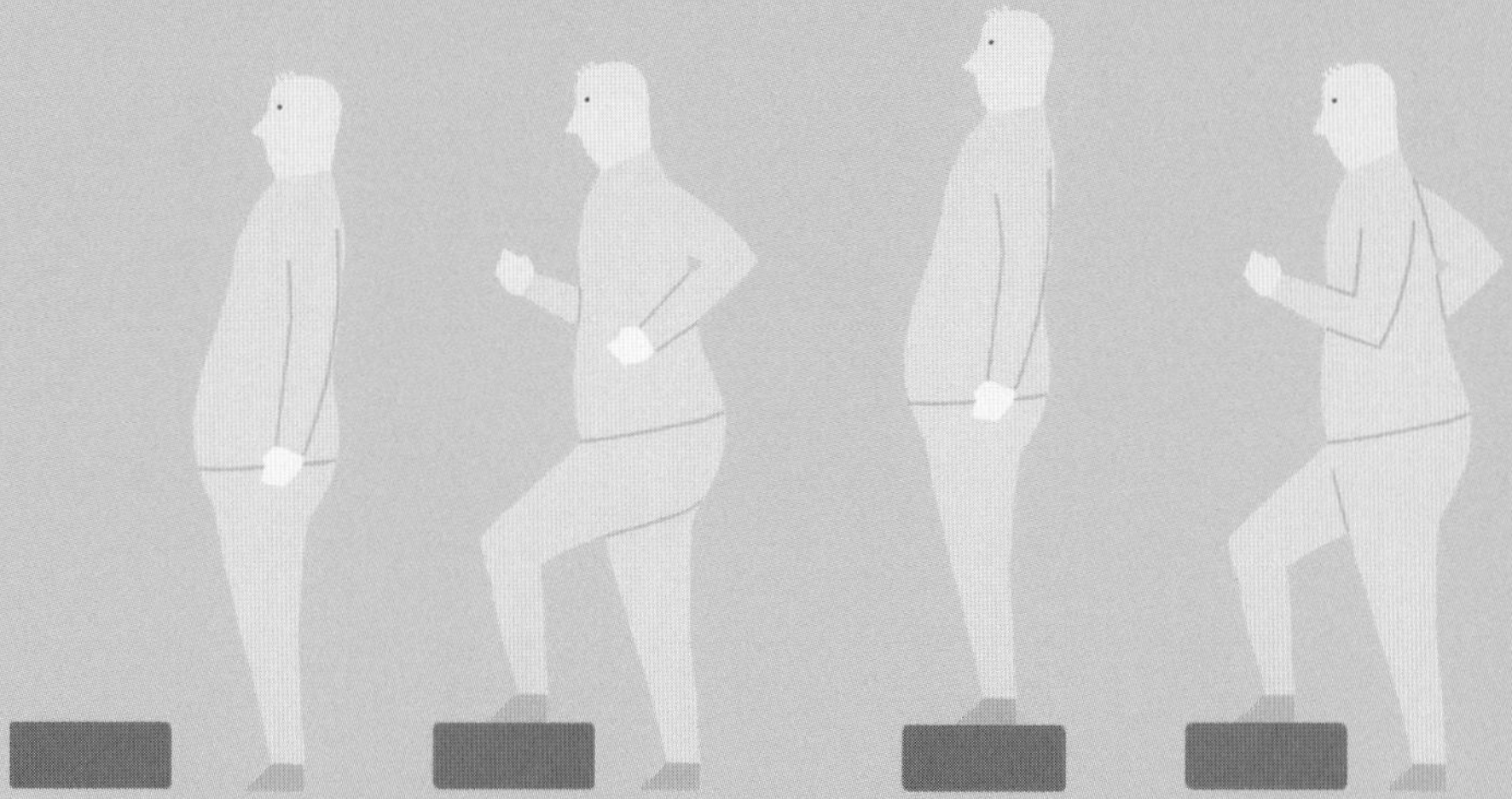

高さ20cmほどの台を用意する。
台がなければ階段でもOK。

昇った脚から降り、脚を入れ替えて繰り返す。

## スロースクワット

●鍛える場所：、ふともも前の筋肉
●1度に3回行う

1 イスに腰掛け腕を前で組む

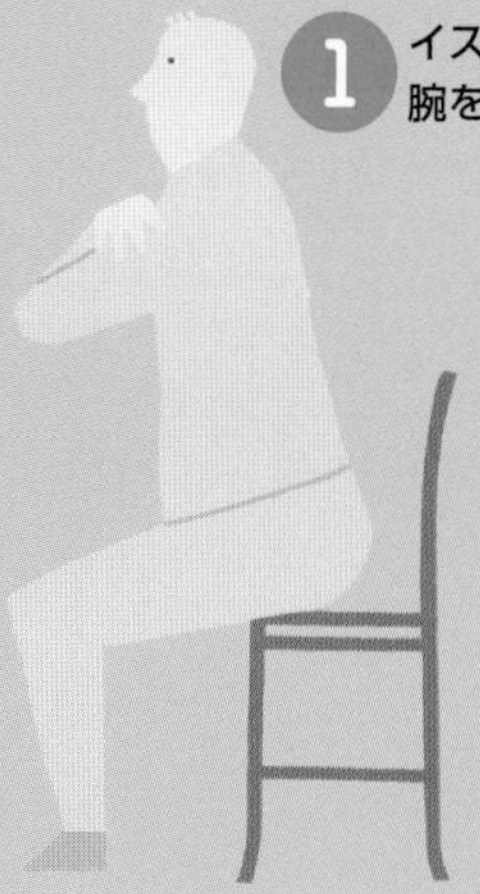

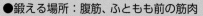

イスに深く腰掛けると立ちにくいので、座面に半分くらい腰掛ける。

2 手を使わないで中腰までゆっくり立つ

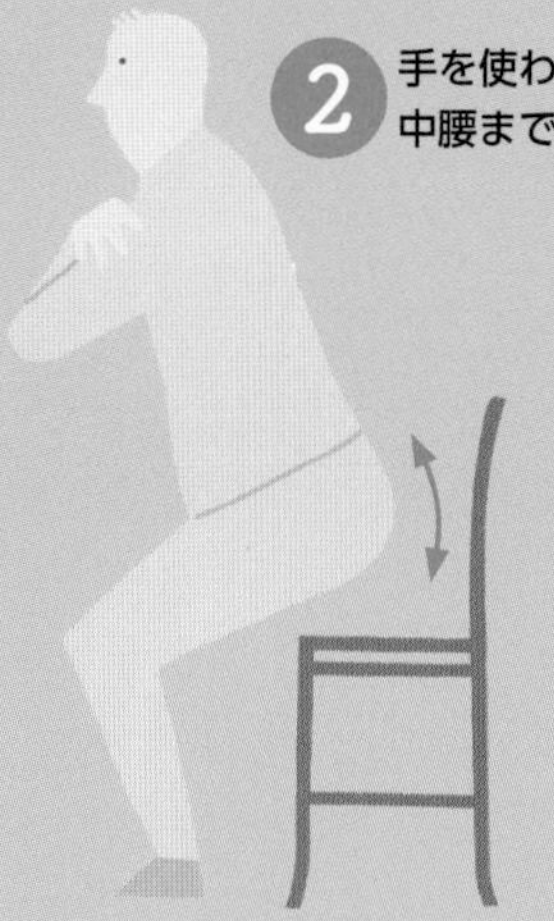

立ち上がるのも座るのも3秒ずつかける。体重をかけて座イスに座らないで、触れる程度で、また立ち上がる。

## 前後開脚片脚スクワット

●鍛える場所：ふともも前の筋肉
●1度に片脚7～10回を両脚とも行う

**1 イスの後ろに立ち片脚を後ろに下げる**

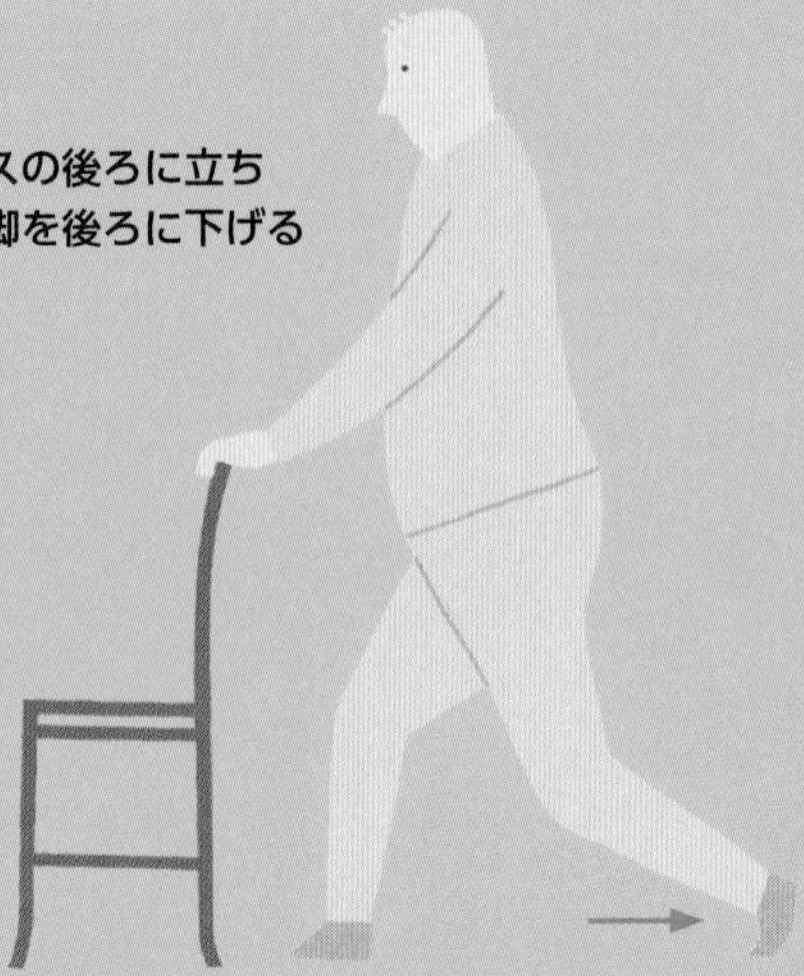

バランスを崩さないように
イスの背もたれを軽く持つ。
脚を肩幅に開き、片脚を後ろに大きく下げる。

**2 腰を落とす**

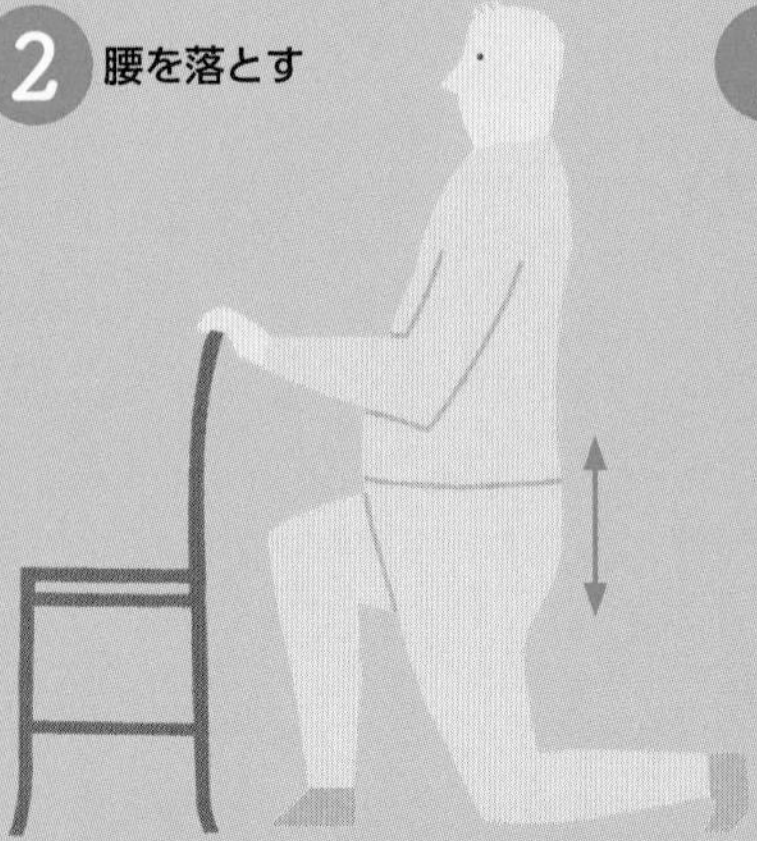

背もたれを持ったままゆっくりと腰を落とし、
前脚のヒザが90度になるまで下げる。
次にゆっくりと戻る。

---

## イスに座って脚上げ運動

●鍛える場所：腹筋、ふともも
●1度に片脚5～8回を両脚とも行う

**1 イスに軽く腰掛け、片脚を前に伸ばす**

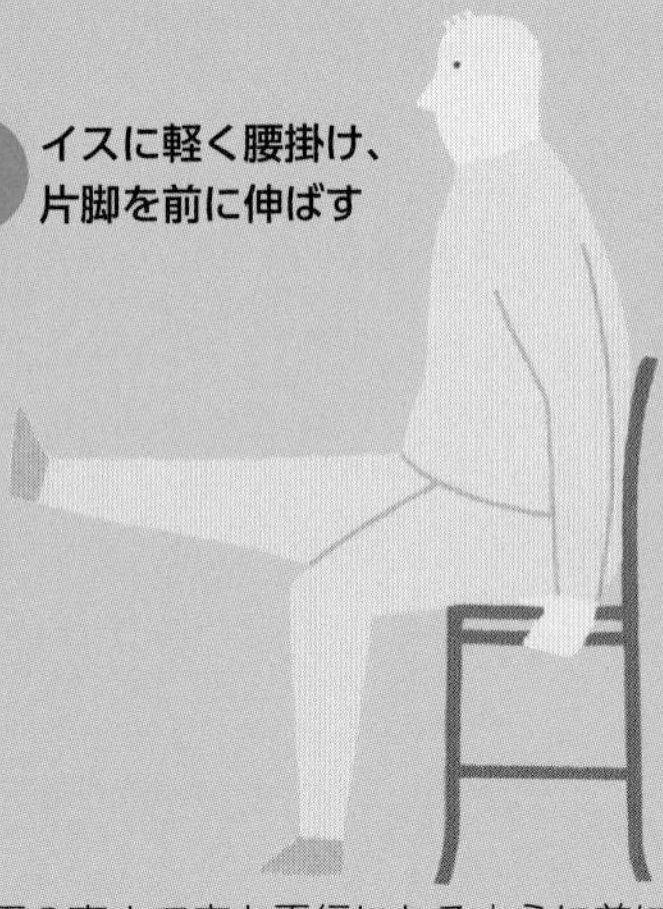

片脚を座面の高さで床と平行になるように前に伸ばす。
背もたれにもたれないようにして、
足と胴体が直角になるようにする。

**2 伸ばした脚を上下させる**

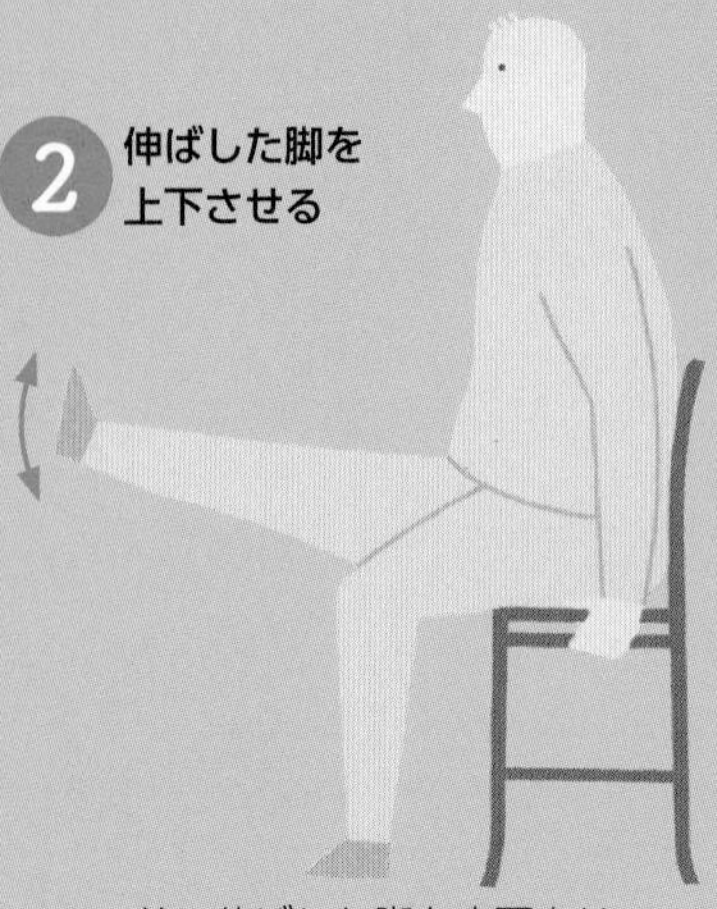

前に伸ばした脚を座面より
下がらないようにして上下に動かす。

## 座ってふともも強化運動

●鍛える場所：ふともも
●1度に片脚を3秒×3セットで
両脚とも行う

1 足首だけを組み、
片方の脚をもう一方に
乗せないようにする

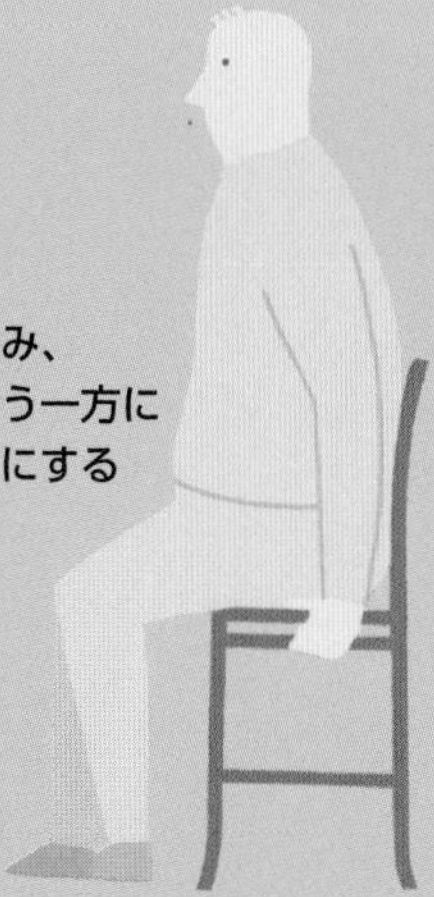

イスに軽く腰掛け、
背もたれにもたれないようにして、
両足首を前後に組む。

2 組んだ前脚を後ろに、
後ろ脚を前に押し合う
ように力を入れる

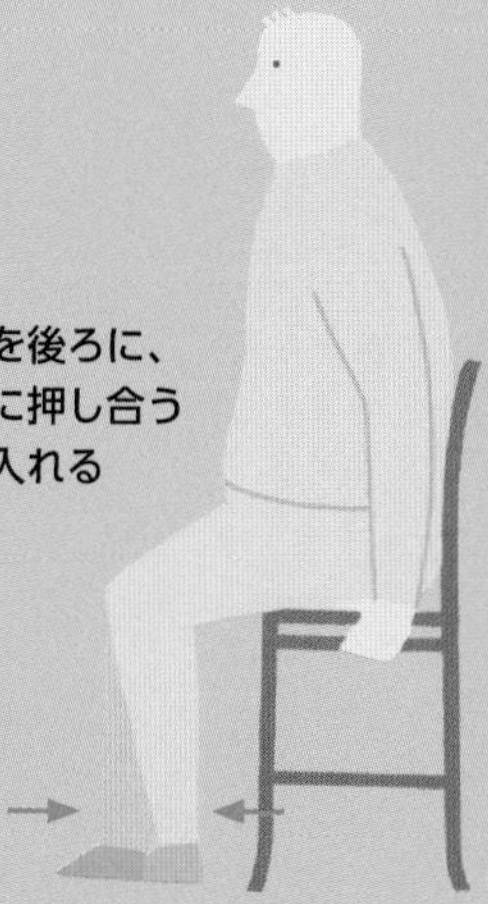

後ろの脚を前に伸ばすように力を入れ、
前の脚はその脚を後ろに押し戻すように力を入れ、
３秒間そのままキープする。

---

## 下半身のバランス・筋力強化運動

●鍛える場所：腹筋、
ふともも前の筋肉
●1度に3～10分行う

1 腰に両手をやり
両脚で立つ

2 脚を大きく
ゆっくり
前に踏み出す

3 太ももが水平に
なるくらいに腰
を下げる

4 カラダを上げて
もとの姿勢に戻る

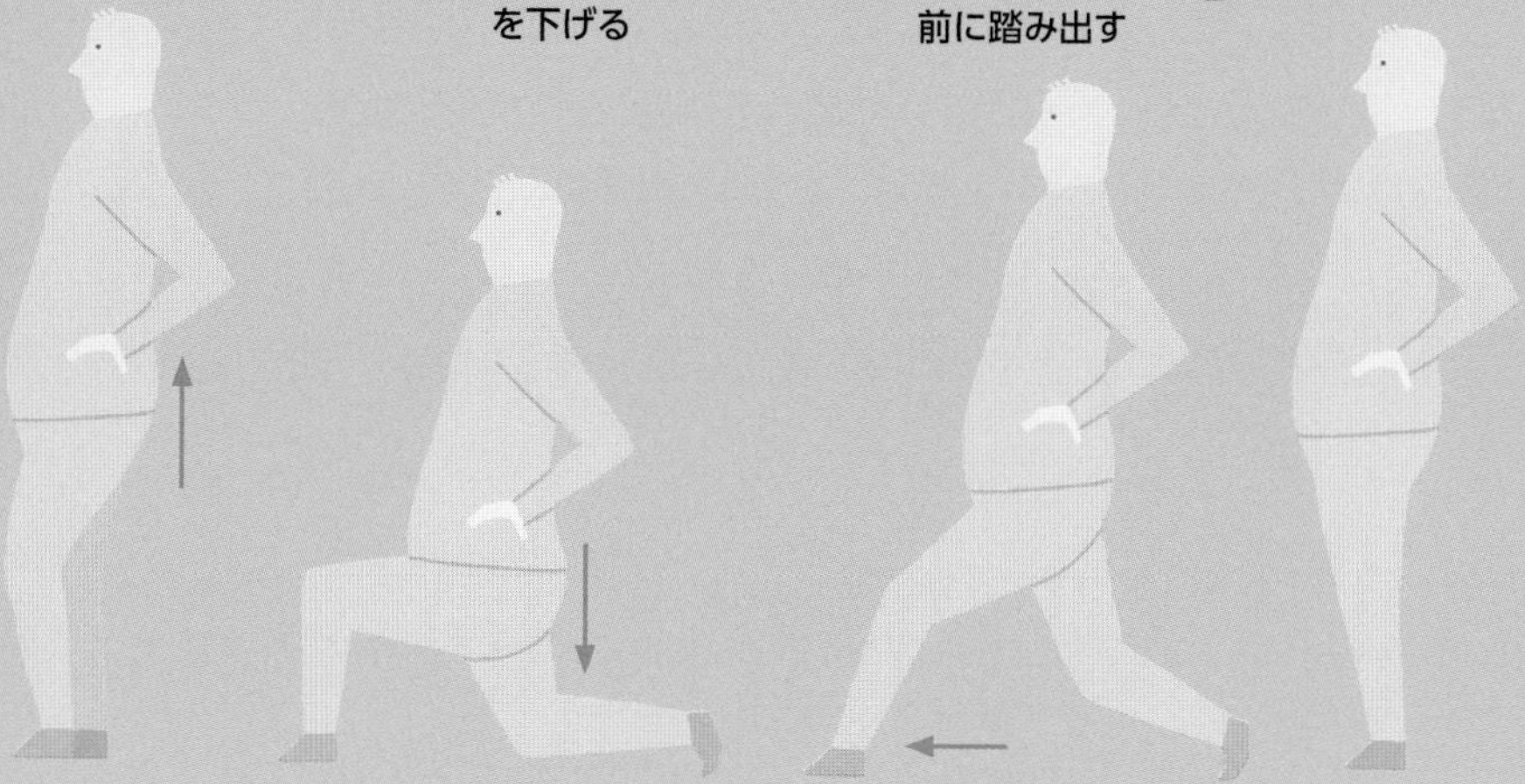

大きく踏み出しすぎてバランスを崩さないようにする。

上体は胸を張ってよい姿勢を維持する。

## 買い物だって運動！生活の中に運動を取り入れよう

医師に運動を勧められても、そのとおりにしない方の理由で多いのが、「忙しくて運動する時間が取れない」「面倒だから」というものです。とくに、働き盛りで健康に気をつけなければいけない30～50代の方が、この忙しさと面倒を理由に挙げています。

運動に対し、辛い、疲れるなどといったマイナスイメージをお持ちの方は多いですよね。カラダのために運動をしたほうがいいことは何となく分かっていても、運動をすべき理由がしっかり理解されていないことも、運動を習慣化できない理由です。さらに、運動を特別なことと考える方が多いのも、気楽にカラダを動かせない理由のひとつのようです。

運動は、トレーニングウェアを身につけなければできないものではないし、特別な場所がないとできないものでもありません。ましてやジムに行かなければできないものでもないのです。どこに出かけるのにも必ずクルマを運転したのを、近距離は歩いてみるとか、列に並んでも乗っていたエスカレーターを止めて階段を昇ってみるなどといった、ちょっとした工夫が運動につながります。週2～3回のしっかりした運動の時間が取れない方でも、日常生活の10分の「生活活動」でも血糖値を下げる効果があります。

## 毎日、こまめに歩くことが運動になる

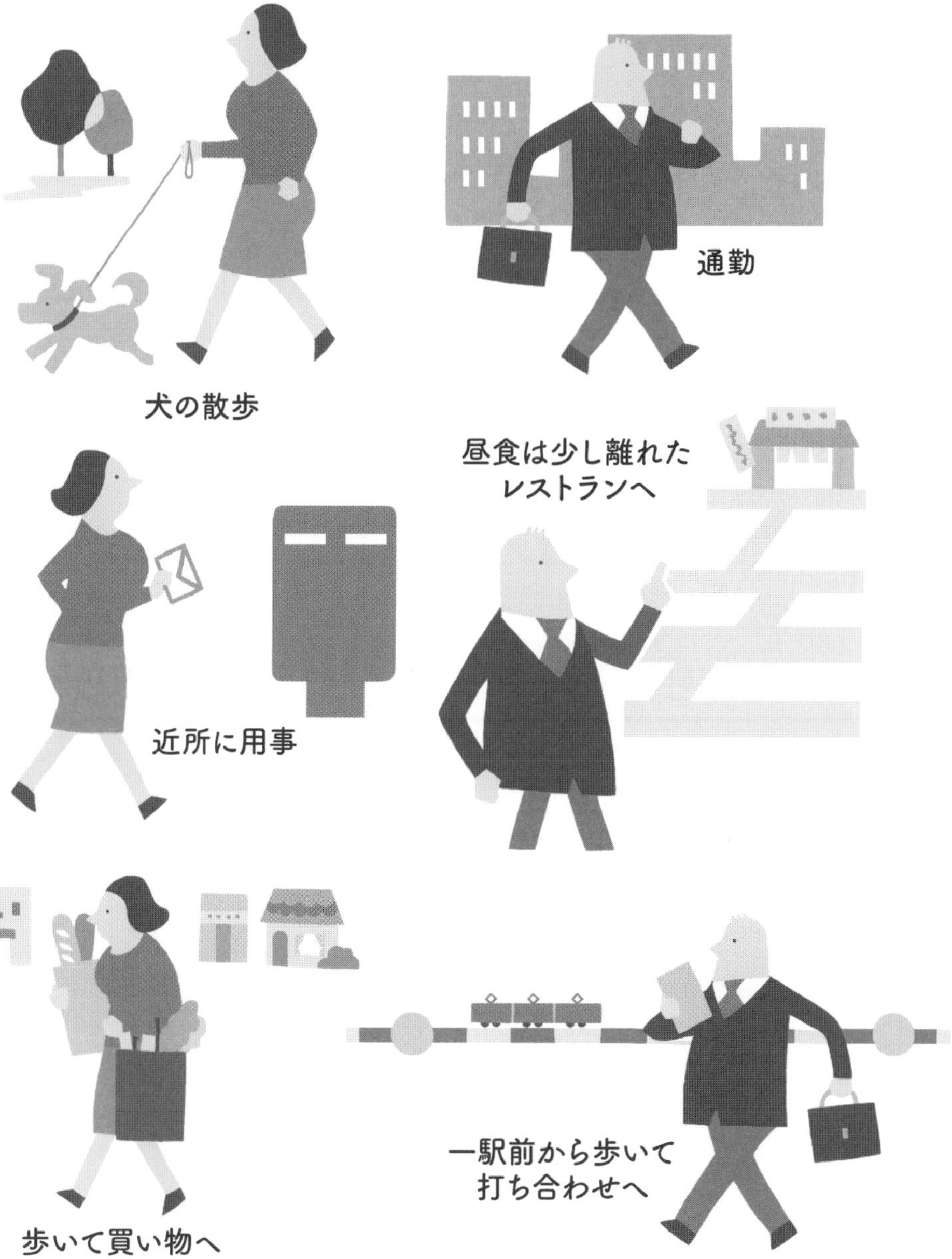
犬の散歩
通勤
昼食は少し離れた
レストランへ
近所に用事
歩いて買い物へ
一駅前から歩いて
打ち合わせへ

## 運動をはじめるきっかけは何でもOK

いきなりの運動は気後れするものです。運動すること、歩くことが目的なのですが、きっかけは、趣味やペットの散歩などでもかまいません。歩くことにつながる楽しい理由を見つけてください。そこから健康作りがはじまります。

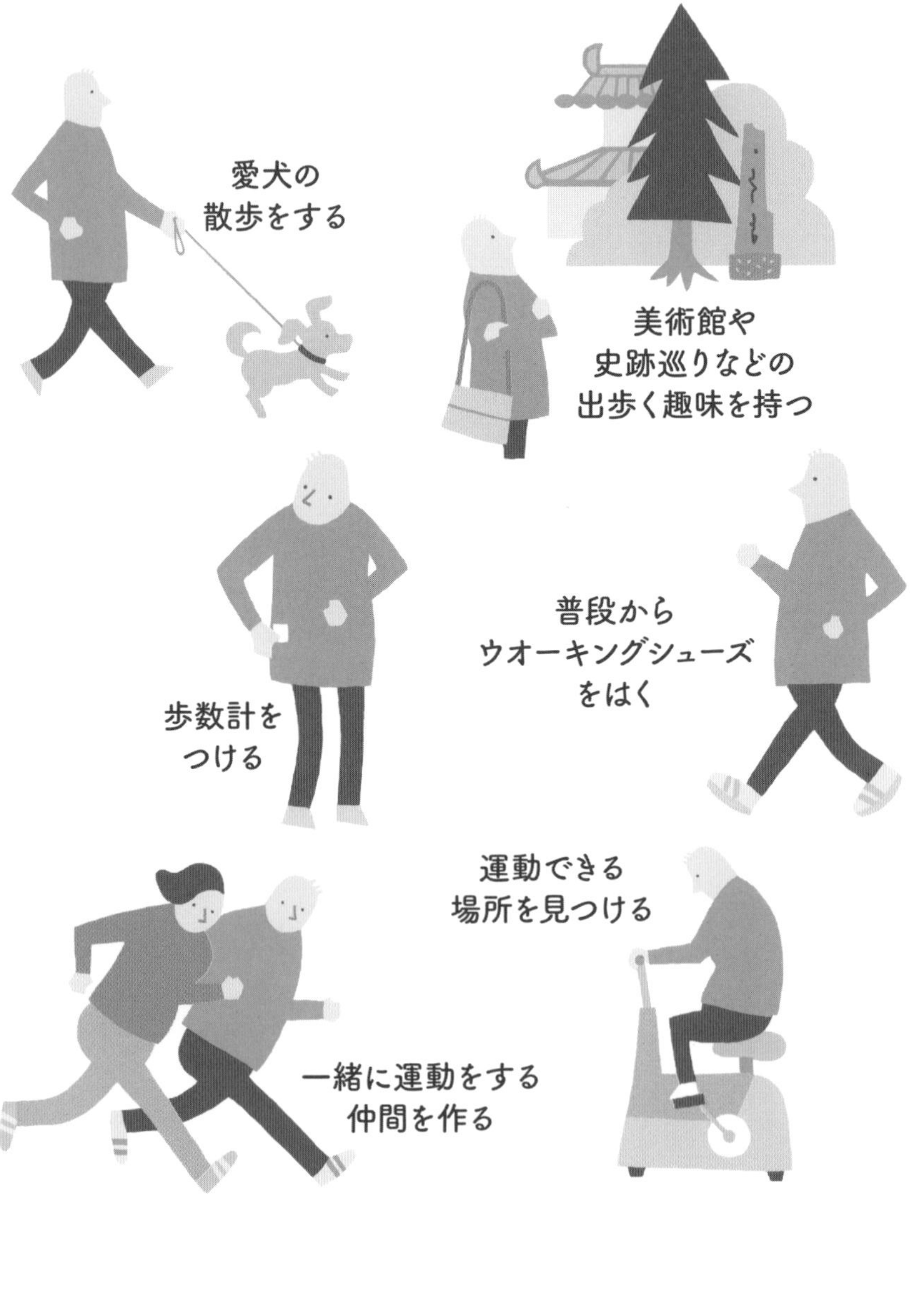
愛犬の
散歩をする
美術館や
史跡巡りなどの
出歩く趣味を持つ
歩数計を
つける
普段から
ウオーキングシューズ
をはく
運動できる
場所を見つける
一緒に運動をする
仲間を作る

## ＡＩを活用しよう！

「糖尿病リスク予測ツール」という、ＡＩ（人工知能）を活用して自分の3年以内の糖尿病発症リスクを予測するサイトがあります（https://www.ncgm.go.jp/riskscore/）。年齢、体重、腹囲、血圧、タバコ歴など各項目のデータを入力すると、3年以内に糖尿病を発症するリスクなどがパーセンテージで表示されます。気になる方はサイトを訪問してみてください。

ＡＩは測定ツールなどにも活用されています。たとえば、これまで血液採取が常識だった血糖値測定ですが、フィンガークリップに指をはさむだけで、針を使わずに痛みもなく血糖値が測定できるツールの開発も進んでいます。またみなさんもおなじみなのが、ＡＩを活用した食事記録アプリ。食事の画像をスマートフォンで撮影するだけで、カロリーや栄養成分が自動的に算出されます。糖尿病の治療や予防に活用しない手はありませんね！

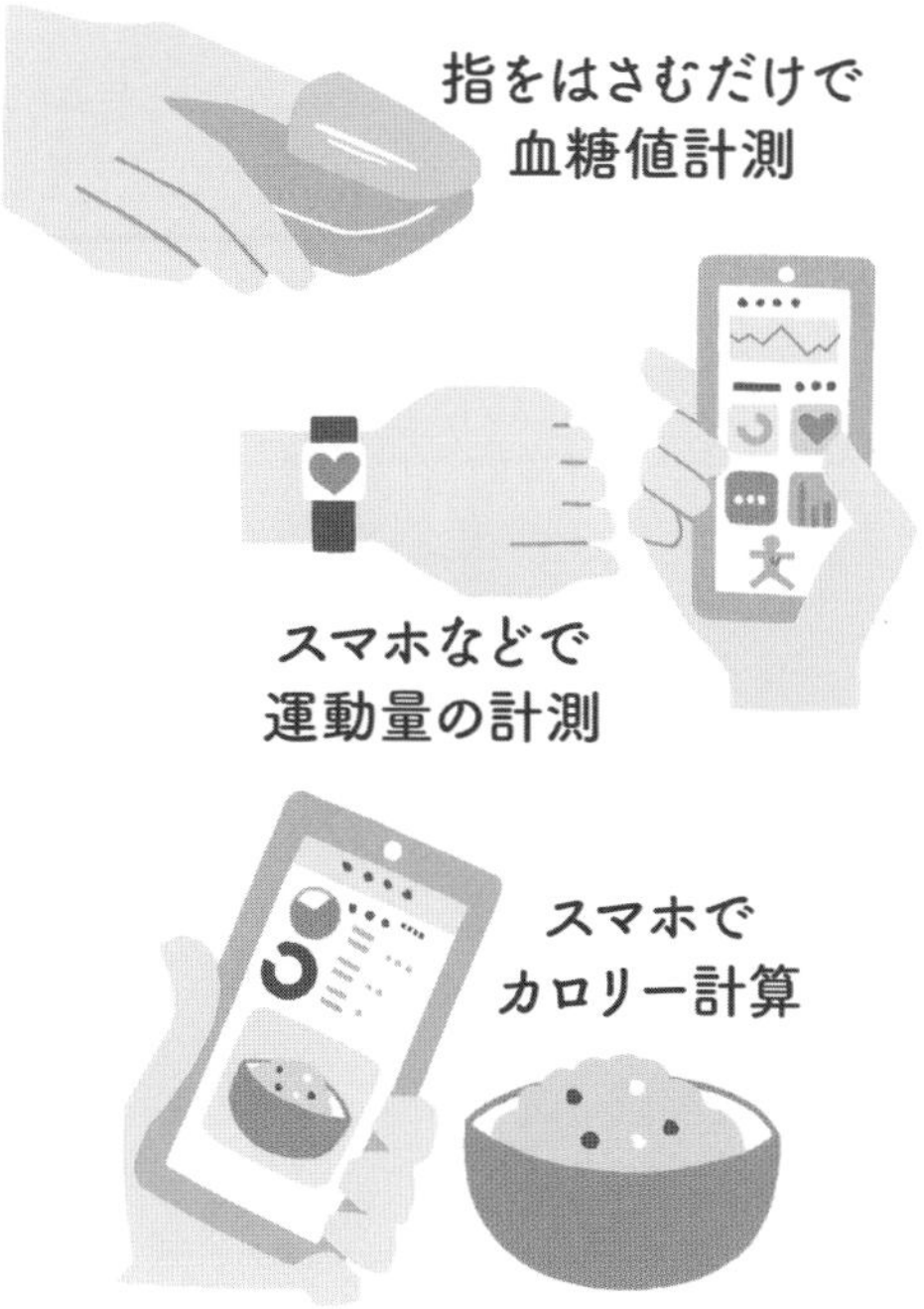
指をはさむだけで
血糖値計測
スマホなどで
運動量の計測
スマホで
カロリー計算

事例紹介

60代・男性　医療関係従事者

## 自覚症状がなくても病気を受け入れることでしっかりと治療に取り組む姿勢ができた

「糖尿病は治らない病気だからね」

そう病院の先生にはっきりと告げられたことで、私は糖尿病が考えていたほどに軽い病気ではないことを自覚させられました。そしてそのことが、真面目に治療に取り組むきっかけになったのだと思います。

糖尿病の診断を下されたのは2019年4月のこと。身長163・5㎝の私が不摂生の結果、体重76㎏（BMI＝28）、腹囲＝90㎝、HbA1c＝6・8％、空腹時血糖＝128㎎／dLという数値を抱えてしまったのです。

原因は、とにかく間食が多く、和菓子など餡子の甘さには目がない状態だったことです。他界した父、それに母や双子の弟と家族のうち3人が糖尿病になり、みんなを心配こそすれ、自分が糖尿病になるなんて思いもしませんでした。とくに弟は私と同じ身長で体重が80㎏と、私より重かったので、それより軽い私は大丈夫だろうと過信していたのです。

自覚症状がないと、病気を意識しないものですが、「自分は病気なんだ」と受け入れることで、治療も順調に進みました。

食事療法では夕食に炭水化物であるお米を食べないことと、一切の間食を止めることにしました。食べたくなったら「私は病気なんだぞ！」と戒めていました。随分と節制しているように思われるかもしれませんが、じつは、糖尿病だからもっと厳しい食事制限があるのかと思いきや、食べてもいいものが多いので苦になることが少なかったといえます。運動療法では夕食後30分以内に約1時間のウォーキングを欠かさず実行しています。

そのおかげで7ヵ月の間に体重は15㎏減、HbA1cは5・5％、空腹時血糖値は101㎎／dLと正常値に戻りました。そのほかに抱えていた高尿酸血症、高血圧も快方に向かっています。

また悪化することが怖いですが、食事療法も運動療法も、糖尿病に限らず、高齢化社会に必要な健康づくりのために必要なことと思えば、積極的に取り組んでいこうと思えます。

# 6 自己管理で健康を守る

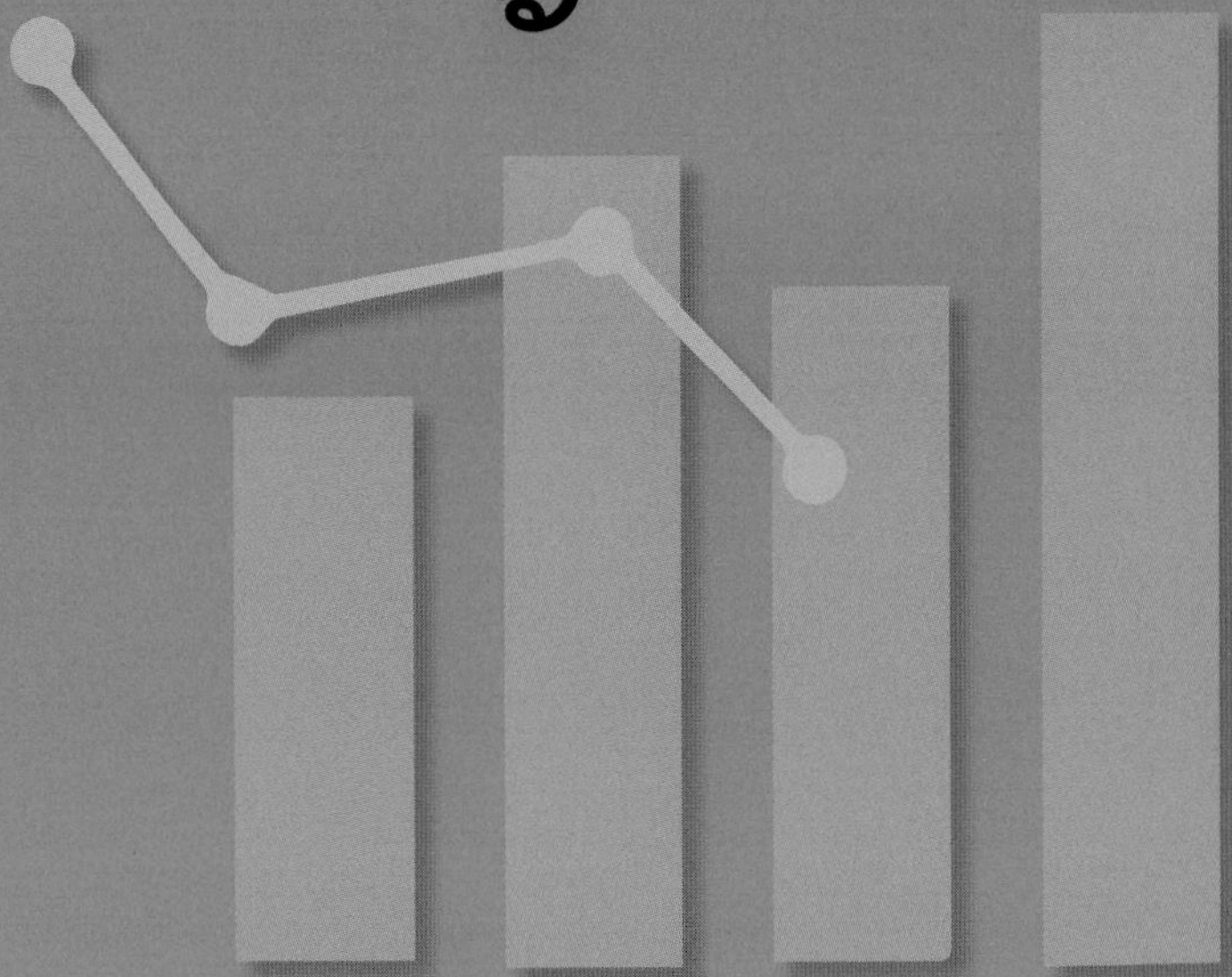

院長先生から

# 生活習慣を変えて糖尿病を克服した人たち

池田病院では管理栄養士が中心になって、「患者さんが選んで参加する減量パス」という食事や運動の指導を行っています。長年続けてきた個人の生活習慣を、すぐに変えることはなかなか難しいことです。無理なことを押しつけても食事・運動療法はうまく行きません。

そのため、当院では単に教科書的な食事・運動療法を指導するのではなく、患者さんが達成できそうな目標を、まず患者さん自身で設定してもらい、その目標達成に向けたサポートをスタッフが行っていきます。成功するためのポイントは、あまり高すぎる目標を設定しないこと、そしてあまり無理をしないことです。

たとえば、50歳で体重80kgの男性は、単純計算で1日に平均約2400キロカロリーの食事を摂っていることになります。この患者さんにいきなり、「明日から1800キロカロリー食に変更してください」と言っても、カンタンにうまくいくとは思えません。人から「ああしなさい、こうしなさい」と言われるより、患者さん自身が目標を立てたほうが「頑張ろう！」という意欲もわきます。うまくいかなければ、また目標を再設定しますし、目標が達成されれば、さらに次の目標に向けて前向きになれます。

患者さん自身が目標を立てる代表的な項目は次のようなものです。「間食を減らそう」「主食を適正量に減らそう」「アルコールを減らそう」「歩く歩数を増やそう」「野菜を増やそう」「揚げ物を減らそう」「外食を見直そう」——など。この「減量パス」に参加していただいた患者さんは、半年で男性は平均7・9kg、女性は平均4・3kgの体重減少が認められました。ただ、一旦やせても、またリバウンドしてしまう方もいます。一度はやる気になって頑張れるけれど、やはり長年の生活習慣は思っている以上に変えられるものではなく、うまくいかないことも多々あります。

そういうときにこそ、私たち糖尿病専門のスタッフに相談していただければ、ゆっくりあせらずサポートさせていただきます。糖尿病は自分に合ったスタイルの食事療法、運動療法を見つけることが大切です。そのためのお手伝いをすることが私たちの使命であると思っています。

# 健康管理は無理のないタイムテーブル作りから

日本では糖尿病患者さんの約95％が2型糖尿病といわれています。2型糖尿病になる原因としては遺伝的な素因もありますが、おもに「運動不足」、「暴飲暴食」などのライフスタイルの乱れが引き金となって発症することはすでに記してきました。

ですから、糖尿病予備群や糖尿病のごく初期の方にとって、ライフスタイルの乱れを直すことが、糖尿病予防や治療そのものになります。体内時計を意識して、健康のために理想的とされる7時間の睡眠時間を確保し、目覚めとともに朝日をしっかり浴びて、1日3度の食事をできるだけ決まった時間にいただく。また、適度な運動を続け血糖コントロールに努めることで、糖尿病の重症化を防ぎ、また予備群の方は糖尿病へ進行しないようにしたいものです。

では、理想的なライフスタイルとはどのようなものでしょうか。ここでは悪い例のサンプルとして、誰にでもありがちな①「宵っ張り朝食抜きのウイークデー」と②「ある休日の1日」を掲げ、池田病院が推奨する理想的な糖尿病対策用の生活パターンと比べてみたいと思います。最後にご自分が改善できる生活パターンを、「生活改善のポイント」を参考に作り上げてみてください。そして迷うことなく実行に移してください。

❶宵っ張り朝食抜きのウイークデー

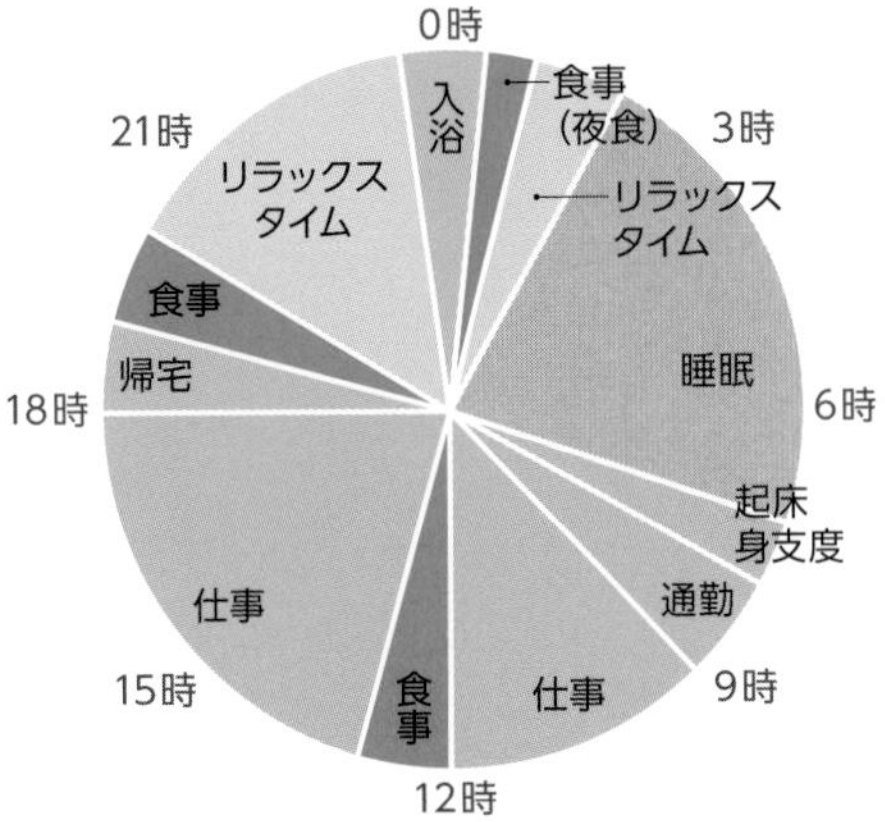


❷ある休日の１日

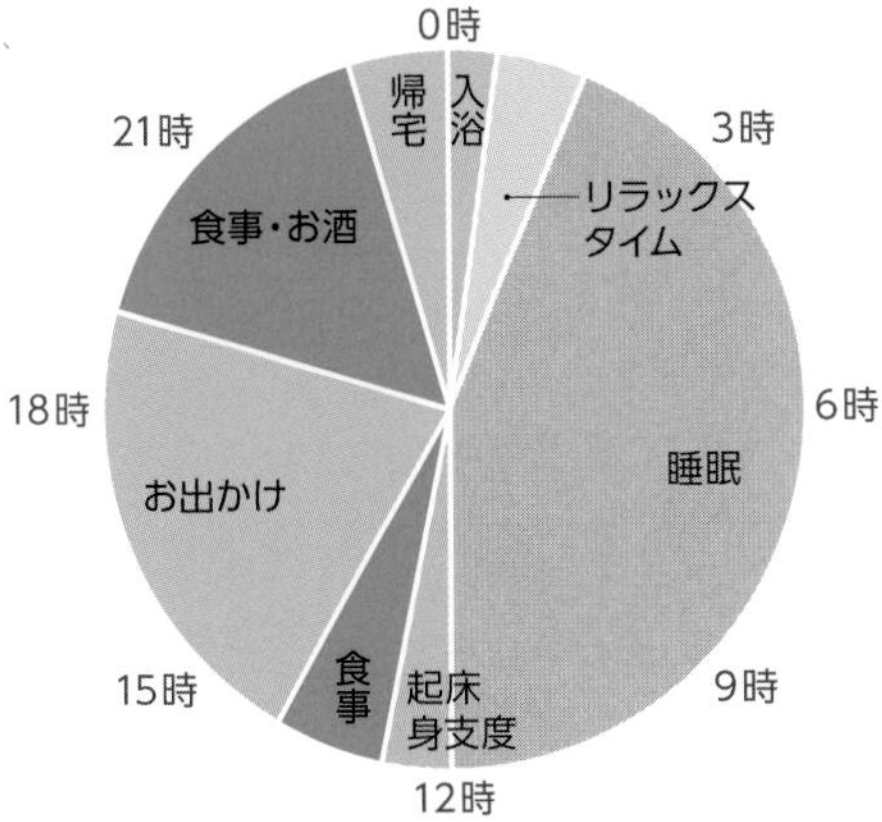


# こんな生活を送っていませんか？

## ❶宵っ張り朝食抜きのウイークデー

睡眠時間が短く、朝食を抜いています。これでは体内時計のリセットができないばかりか、朝食を抜いたことで昼食時に血糖値が急上昇することが考えられます。夜遅くまで起きていて、夜食を摂っているので、血糖値が高いまま眠ることになり、カラダへの負担が大きくなります。

## ❷ある休日の１日

休日前から休日にかけてありがちな生活スタイルです。遅い起床時間と朝食抜きで体内時計が狂います。遅い時間まで飲食することもあまりオススメできません。生活を元に戻しましょう。

❶❷ともに運動不足です。

## 理想的な生活パターン

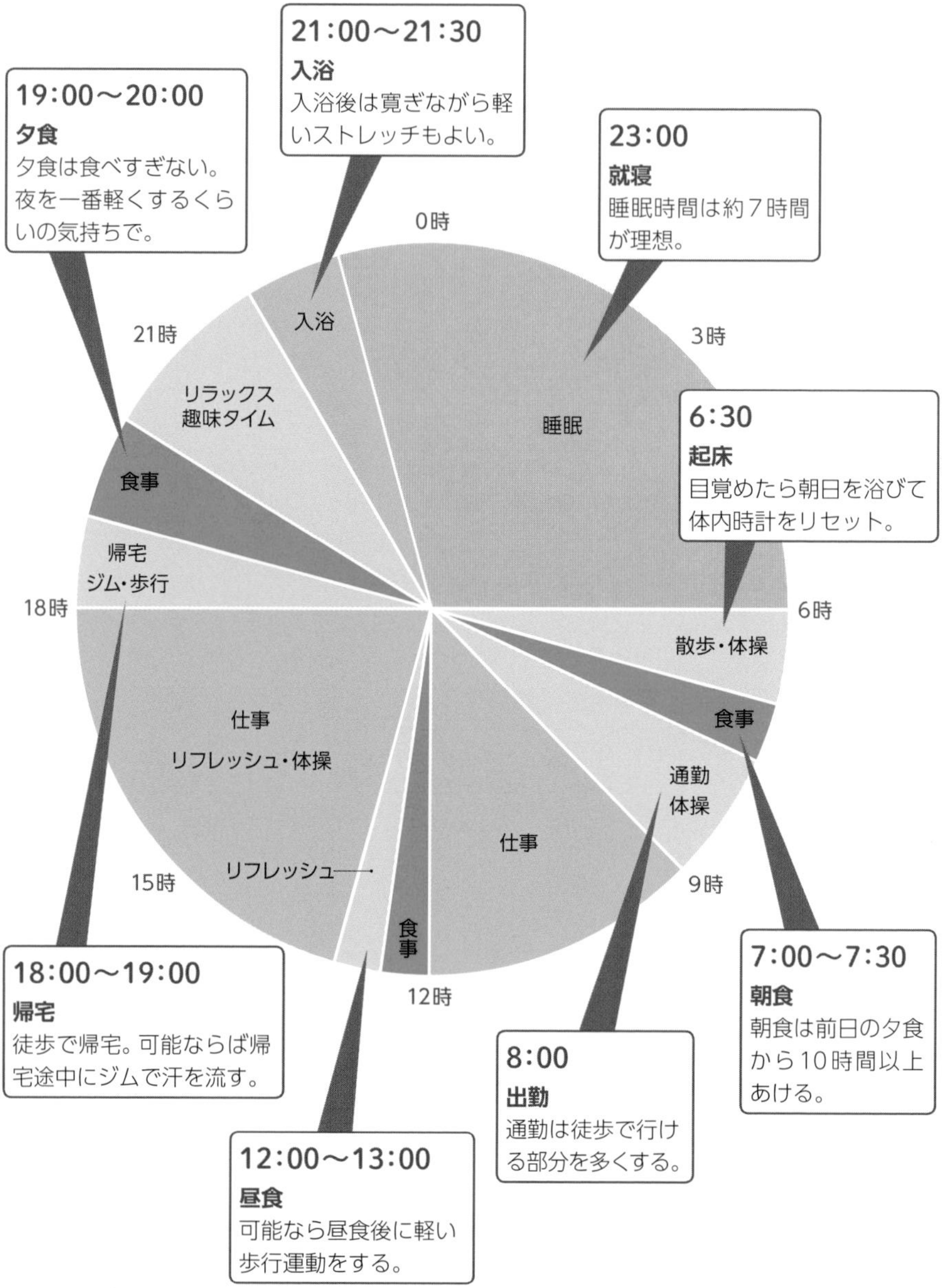

21:00〜21:30
入浴
入浴後は寛ぎながら軽いストレッチもよい。
19:00〜20:00
夕食
夕食は食べすぎない。夜を一番軽くするくらいの気持ちで。
23:00
就寝
睡眠時間は約７時間が理想。
0時
入浴
21時
3時
リラックス
趣味タイム
睡眠
6:30
起床
目覚めたら朝日を浴びて体内時計をリセット。
食事
帰宅
ジム・歩行
18時
6時
散歩・体操
食事
仕事
リフレッシュ・体操
通勤
体操
仕事
リフレッシュ
15時
9時
食事
12時
18:00〜19:00
帰宅
徒歩で帰宅。可能ならば帰宅途中にジムで汗を流す。
7:00〜7:30
朝食
朝食は前日の夕食から10時間以上あける。
8:00
出勤
通勤は徒歩で行ける部分を多くする。
12:00〜13:00
昼食
可能なら昼食後に軽い歩行運動をする。

## 私の改善ライフスタイル

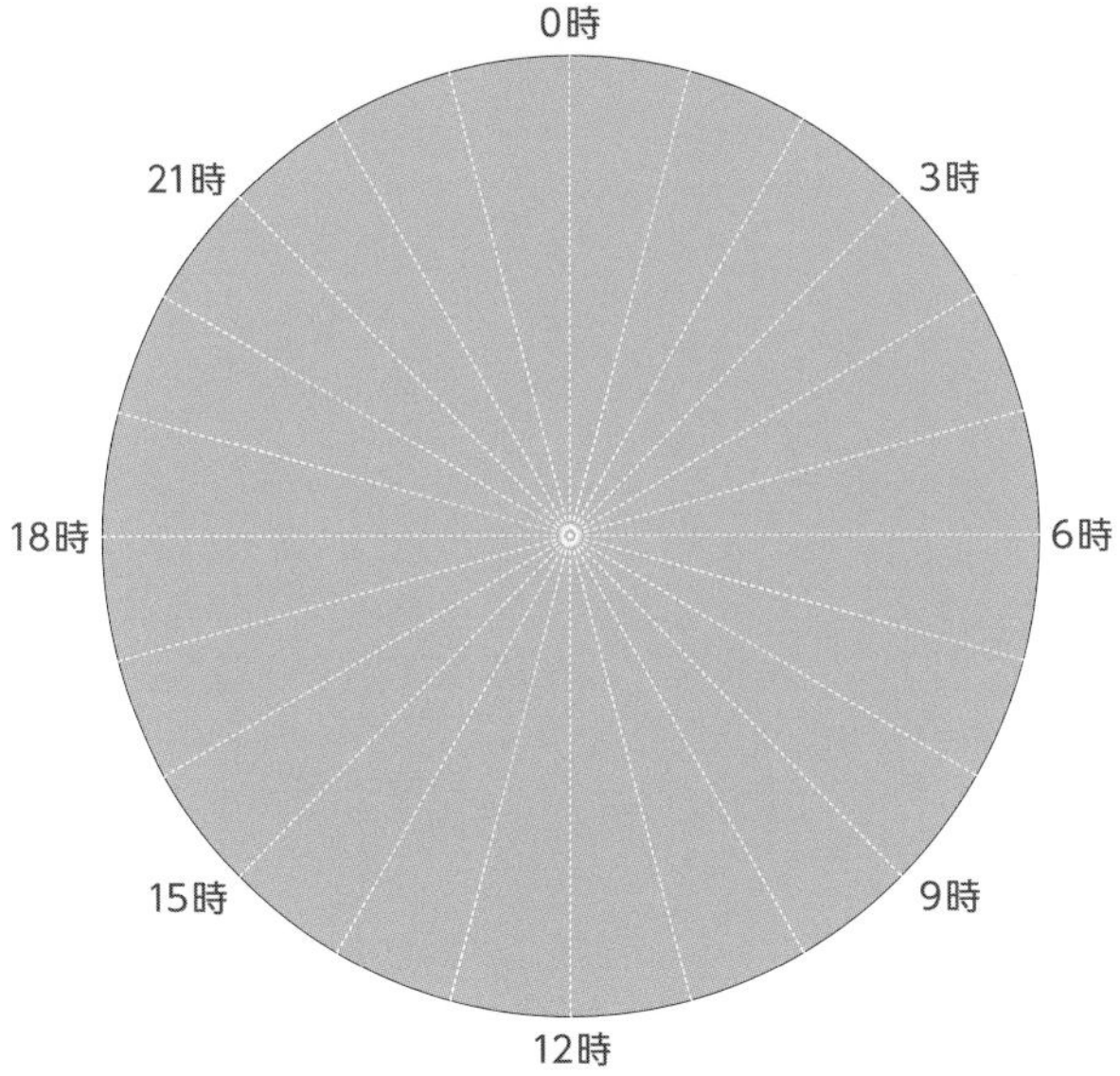


下記の「生活改善のポイント」を参考にしながら、ご自分でできる無理のない生活パターンを作ってみましょう。

# 生活改善のポイント

**●睡眠時間は7時間**

7時間より極端に長くても短くても糖尿病のリスクが高まります。

**●朝目覚めたら朝日を浴びる**

朝の光を浴びることで体内時計がリセットされます。

**●3度の食事、とくに朝食は抜かさない**

朝食はもっとも大切なエネルギー源、朝食は体内時計のリセットを助けます。

**●夕食から朝食までの間隔時間がほかの食事間の時間より一番長い**

夕食〜朝食までの時間が長いと、体内時計をリセットしやすくなります。

**●食事の前後に糖尿病予防生活因子を入れることが大切**

朝食、昼食、夕食の前後にできるだけ歩行や体操、ジムなどの運動、休息などのリフレッシュタイム、入浴などのリラックスタイムを設定するとよいでしょう。

# 糖尿病のリスクを知って生活改善

「毎日、体重計に乗るとダイエット効果がある」といわれるように、自分の現在のカラダの状態を知ることは、これからの対策を立てる上でも大切なことです。とくに糖尿病予備群の方は、「予備群だからまだ大丈夫」と安堵するのではなく、健康管理のためのモチベーションをアップさせるツールとして、活用できるものは活用したいですね。

国立国際医療研究センターは、働く世代の糖尿病予防対策を支援するために、「糖尿病リスク予測ツール」を開発しました。自分の糖尿病発症リスクを把握することで、たくさんの方に生活習慣の改善に取り組むきっかけを提供しています。

「糖尿病リスク予測ツール」は、３年以内の糖尿病発症のリスクを予測するツールで、糖尿病と診断されたことのない30~64歳の人を対象としています。年齢、体重、腹囲、血圧、タバコ歴など各項目のデータを入力すると、３年以内に糖尿病を発症するリスクなどがパーセンテージで表示されます。また、空腹時血糖値やＨｂＡ１ｃなどの血液データがわかっている方は、数値を入力すると、より精度の高いリスク予測ができます。まずはお試しとして、体験してみてはいかがでしょうか。　(https://www.ncgm.go.jp/riskscore/)

「糖尿病リスク予測ツール」のデータ入力画面

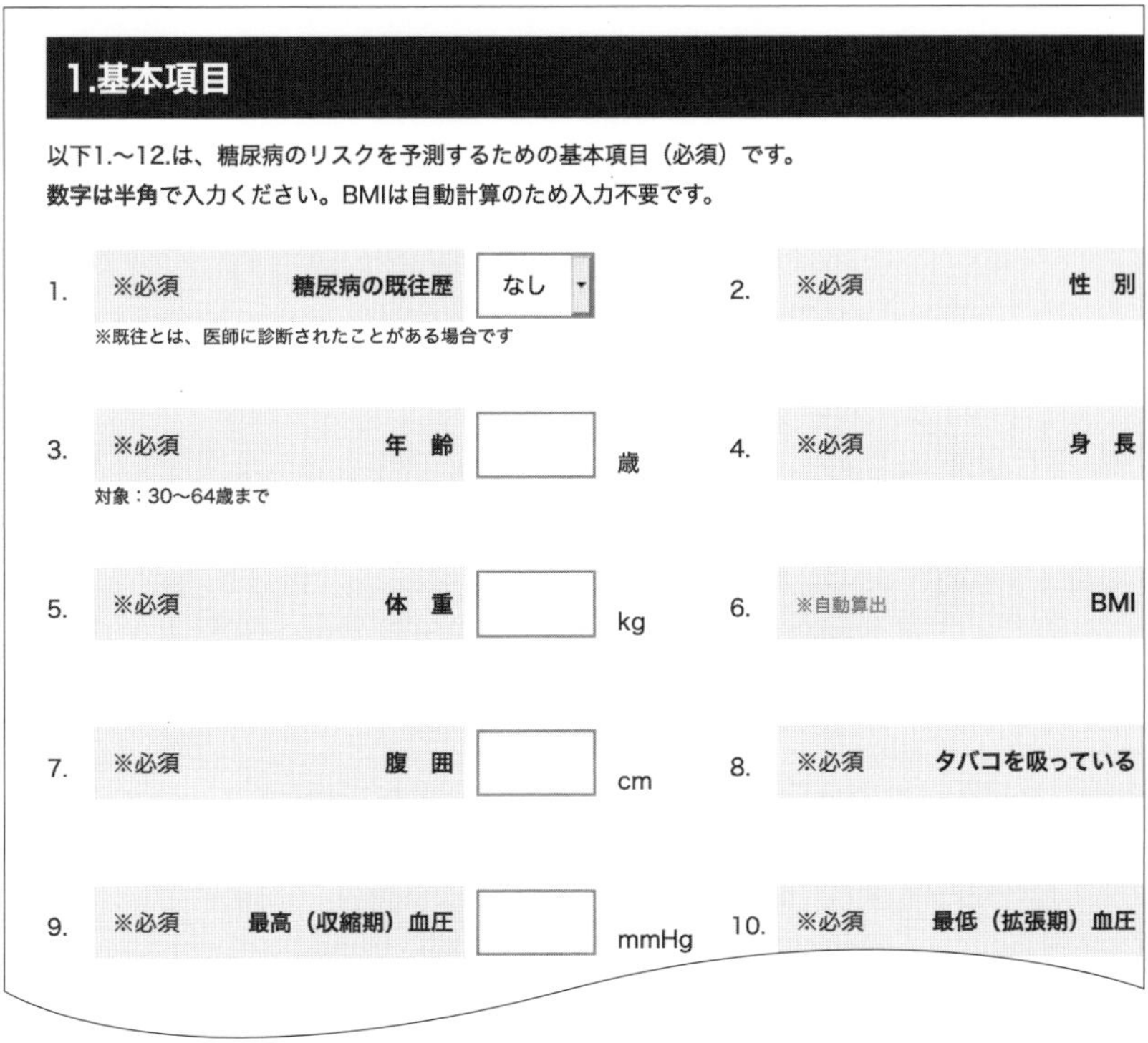


## 糖尿病リスク予測ツール（第2版）

予測ツールでは既往歴、年齢、性別、身長、体重、腹囲などの基本項目を入力するだけでも糖尿病のリスク予想が可能です。

健康診断などのデータがある場合は、脂質の数値や空腹時血糖値、HbA1cなどを入力することで、さらに精度の高いリスク予測ができます。

予測結果は「**3年以内の糖尿病を発症するリスク　〇〇.〇%**」と表示されるだけでなく、同性・同年代の方の平均的なリスク数値と自分の数値を比較することもできます。

# できなくても表を埋めることがやる気に

糖尿病の運動療法で一番大切なことは、運動をやり続けること、そして習慣化することです。「これだけできたらイイな」と欲張ると続けられなくなります。わずかな時間の運動でも、毎日続けることは大変な努力が必要です。自分に合った運動を見つけ、続けてみる。体調が優れないときには無理をしないことです。

モチベーションを高めるために「1週間の運動目標」を表にして、いつも見える場所に貼りましょう。できない日が多くて「×」が並んでも構いません。表を埋める作業が大切です。いつも運動に気持ちを持っていき、「次は×を減らそう」という思いを持ちましょう。

**1週間の運動目標**

| 1週間の記録 | 歩行（1万歩） | スクワット（1度に3回） | ふともも強化（1度に5回） | ステップ運動（1度に10セット） |
|---|---|---|---|---|
| 1日目 | ○ | △ | △ | △ |
| 2日目 | △ | △ | ○ | × |
| 3日目 | × | ○ | ○ | ○ |
| 4日目 | △ | ○ | ○ | ○ |
| 5日目 | ◎ | × | × | × |
| 6日目 | ○ | × | × | ○ |
| 7日目 | | | | |

◎＝よくできた　○＝まあできたほう
△＝半分くらいできた　×＝ほとんどできなかった・しなかった

# 食事記録に表れる糖尿病対策

きのうの夕食の献立は何でしたか？　なかなか思い出せない人が多いと思います。

毎日、毎食、何を食べたかを記録しておくことは、医師に生活状態を尋ねられたときにとても貴重なデータになります。毎日の日記を付けるつもりで「食事日記」を付けることをオススメします。後で振り返ってみると、「意外と食べているな」とか「間食が多いな」などという気付きがあり、新たな対策法も出てきそうです。

さらに、診察のときに食事記録を持参すれば、医師や管理栄養士は、その食事記録をもとにして、無理のない食事・栄養指導をしてくれるでしょう。

**糖尿病対策　食事日記（見本）**

| 項目 | |
|---|---|
| 体重 | 75kg |
| 血圧 | 高：117　低：83 |
| 血糖値 | 121mg/dL |
| 朝食 | ご飯1膳、焼き魚1/2、みそ汁1杯、卵焼き2切れ |
| 間食 | 今日は食べなかった。 |
| 昼食 | 天ぷらそばどんぶり1杯 |
| 間食 | クッキー3枚 |
| 夕食 | とんかつ150g、ご飯1膳、みそ汁1杯、キャベツサラダ、漬け物、みかん1個 |
| 体調 | 運動を頑張りすぎて疲れた。あしたはもう少しゆっくり、少なめに歩きたい。でも続けることが大切。 |

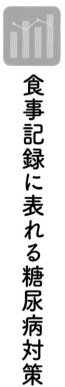

# 自己管理のモチベーションUPのための 6箇条

糖尿病に負けない気持ちを持ち続ける

## その1 自分の健康を害す病気の正体を知る

糖尿病に関する知識を知り、自分にとって無理のない
治療方法を医師とともに考える

## その2 体重や血圧、血糖値などは自分の手でノートなどに書き込む

健康の指標数値の変化を知ることで、
カラダをいたわる気持ちと奮起する気持ちがわきあがる

## その3 いきなり本格的な運動をはじめるより、できる運動（歩行など）からはじめる

気構えが必要な運動からではなく、
いつもより余分に歩けばいいという意識を持つ

## その4 運動や食事療法は目標などを表にしてチェックすることで達成感を味わう

目標や決まり事が達成できなくても、
まずは表を埋めることの達成感を味わう

## その5 患者会などに参加して同じ病気を持つ仲間と情報交換をする

自己管理の工夫などの活きた情報は
同じ病気を持つ患者さんが持っている

## その6 病院は“ガソリンスタンド”、定期的な受診でやる気のエネルギーをもらう

自己管理に悩む前に病院へ！
多くの患者さんを診る病院には解決策がいっぱい

# 7 池田病院の日本一おいしい食べ方 レシピのヒント

院長先生から

# おいしくないと続かない

よく患者さんから「糖尿病は、甘いものは食べてはいけませんよね?」と聞かれます。そこで私は「甘いものだけが悪いわけではありません。ご飯もパンも甘くないけれど、たくさん食べればそれだけ血糖値は上がりますよ。甘いものだけが血糖値を上昇させるわけではありません。甘いもの、ご飯、パン、麺などの糖質全体の量が問題なのです」と答えています。

糖尿病になったからといって、食べられないものはありません。甘いものも食べられます。ただ、普通にご飯も食べて、さらに甘いものを食べると、これは量が過剰になってしまいます。甘いものを食べたから血糖が上がっているのではなく、糖質を摂りすぎて血糖値が上がってしまうのです。ですから、甘いものを食べようと思うなら、ご飯の量を減らして食べるようにしましょうとお話ししています。とくに和菓子はほとんど糖質であり、きっちり食事療法を守りたいなら、和菓子の重さを量って、その重さ分のご飯を減らして食べればよいのです。ある患者さんは「アンパンやおはぎも大好きだったけれど、糖尿病になってから一度も食べていない」と言われました。その患者さんに対しても「主食の代わりにアンパンやおはぎを食べたらいいんですよ」と答えたところ、すごく喜ばれました。

糖尿病になったからといって、特別な食事をしたり、禁欲的な食生活を続ける必要はありません。重要なのは合併症を進めないことです。そのためには、正しい知識とそれを実践するテクニックが必要だと思います。ただ、何が正しいことで、どう実践していいのか、みなさんはなかなかわからないと思います。そんなときには、やはり医療機関へ、可能なら糖尿病専門のチーム医療が行き届いている医療機関へ一度受診されることをおすすめします。チーム医療の行き届いている医療機関なら、医師のみならず看護師や管理栄養士、薬剤師、理学療法士など、専門のスタッフが丁寧に相談に乗ってくれるはずです。また、地域や職場にいる保健師にまず相談してみるのもよいでしょう。

無理をしないで続けていくことが、糖尿病治療の最も大切なことですから、適切なアドバイスをしてくれる医療スタッフをまず見つけ、そのスタッフとともに治療に向き合えることが望ましいと思います。

# 鈍った舌をリセットしよう！

第7章は、池田病院が多くの糖尿病の患者さんや肥満症の方々に指導している、味覚のリセットのお話です。ヒトは舌にある味蕾《みらい》で味を感じていますが、味の濃いものや刺激の強いものを食べるうちに、しだいに舌が鈍感になり、より濃い味を求めるようになります。こんな状態は塩分や糖分、脂質の取りすぎにつながり、カラダによいとはいえません。

ひょっとしてあなたは、味も確認せず料理に醤油やソースをかけていませんか？　一度、何も味を付けずに食べてみてください。春は山菜のほのかな苦み、夏は野菜の爽やかな味わい、秋は実りの甘さ……食べ物にはいろいろな味があります。池田病院の病院食が「日本で一番おいしい」といわれるのは、こうした旬の素材を活かし「うま味」を大切にする調理を心がけているからです。

味覚には「甘味・塩味・酸味・苦味」の4つのほかに「うま味」があるのはご存じだと思います。このうま味こそ、正常な味覚を呼び戻す重要なポイントです。うま味を使った薄味に慣れて、鈍った舌をリセットしましょう。

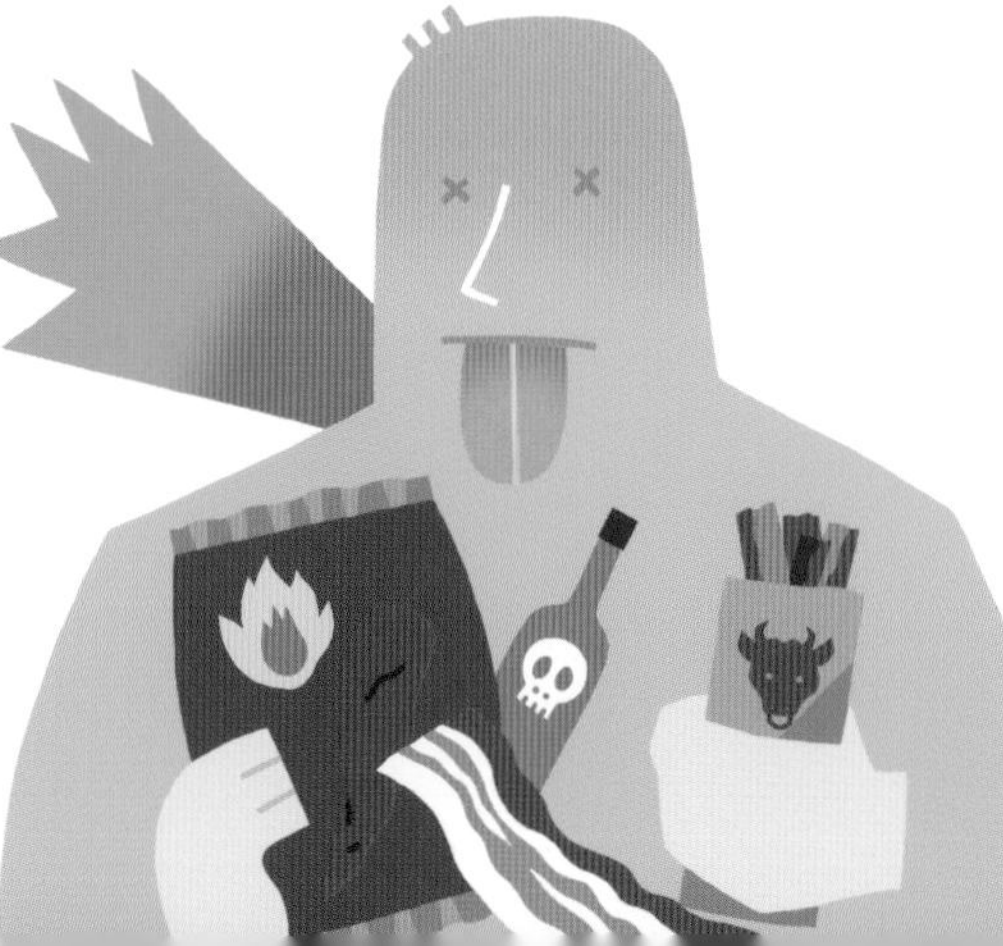

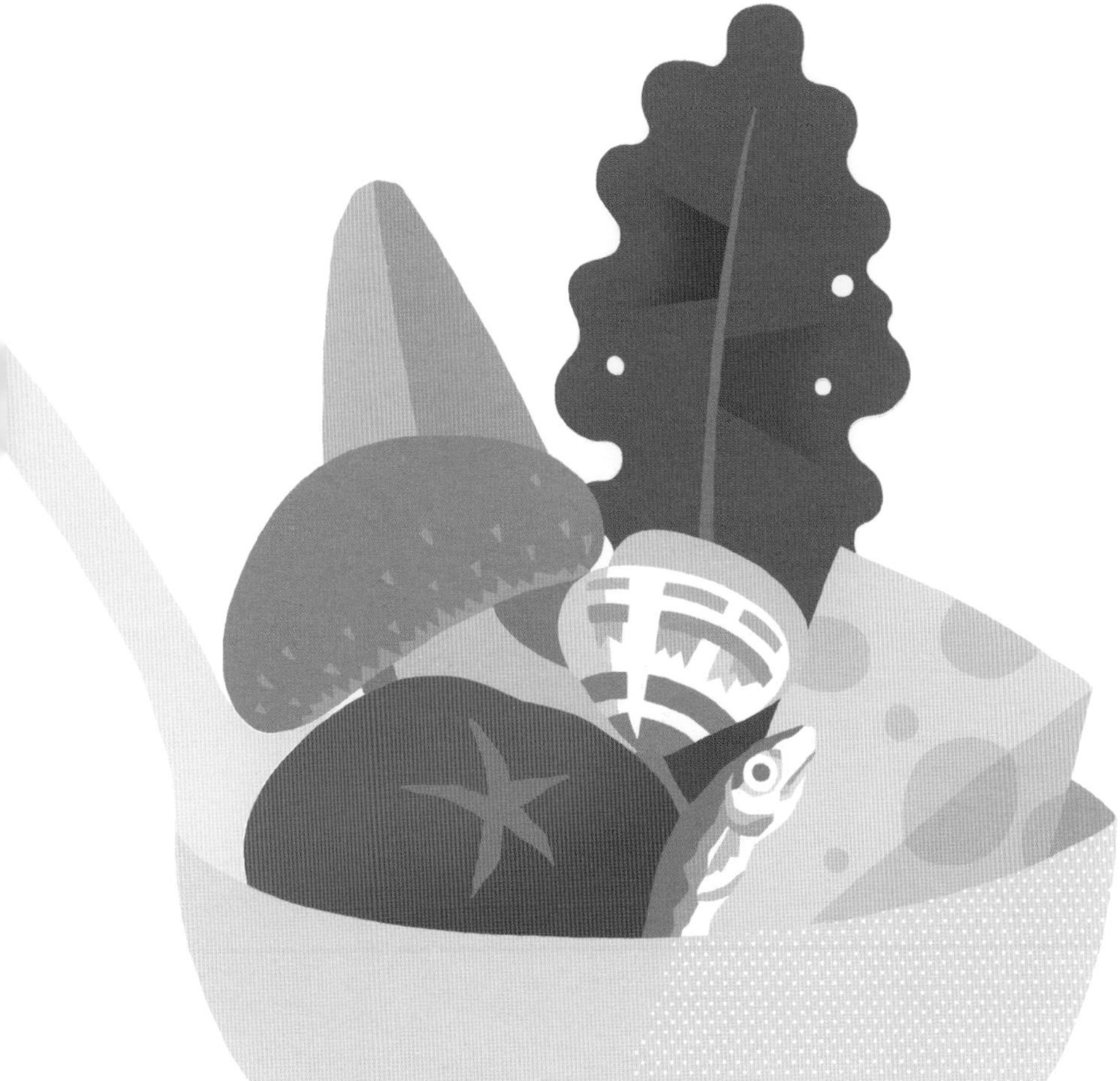

# うま味を知ろう

うま味は「昆布」の「グルタミン酸」がよく知られていますが、「トマト」や「チーズ」にもグルタミン酸が豊富に含まれています。

「かつお節」や「煮干し」のイノシン酸。「干ししいたけ」のグアニル酸。アサリやシジミなど貝類には加熱するとかんたんにうま味になる「コハク酸」が多く、だしは必要ありません。

これらのうま味を組み合わせると、よりおいしいうま味を作ることができ、薄味でも満足度の高い調理が可能になります。

うま味で舌のリセットをしましょう。

# 同じ量の豚肉でも調理法でカロリーが変わる

カロリーを気にして避けてしまう食材も、ミネラルやビタミンが豊富なものはバランスよく摂りたいものです。そんなときは食品の加熱方法と調理の仕方を工夫してカロリーを少なくしましょう。

普段食べている肉といえば、鶏肉、豚肉、牛肉が一般的ですが、それぞれの肉の脂肪は熱したときに溶けはじめる温度が違います。もっとも温度の低い鶏肉の融点は30～32℃。豚肉はヒトの体温と同じくらいの温度で溶けるので、冷たくなったお弁当の豚肉でも、舌の温度で脂肪が溶け出すのでおいしく感じるのです。牛肉や羊肉はもう少し高い温度が必要で、熱いうちに食べたい食材です。

左のページは同じ豚ロース120gを「茹でる」「焼く」「揚げる」の3つの調理法で比較したものですが、しゃぶしゃぶのように茹でたものと油で揚げるとんかつでは、倍近くカロリーが違ってきます。豚肉の融点は低いので、冷しゃぶにしても舌の温度で溶けておいしく感じ、ビタミン$B_2$も豊富です。サラダ風に野菜と一緒に食べるのはかさ増し効果で満足感につながります。

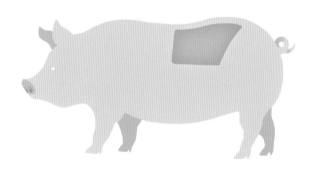

# 豚ロース120gでもこんなに違う!

同じ量の豚ロースを3つの調理法で料理してみました。

## 豚肉120g しゃぶしゃぶ　242kcal

※たれ、野菜含まず

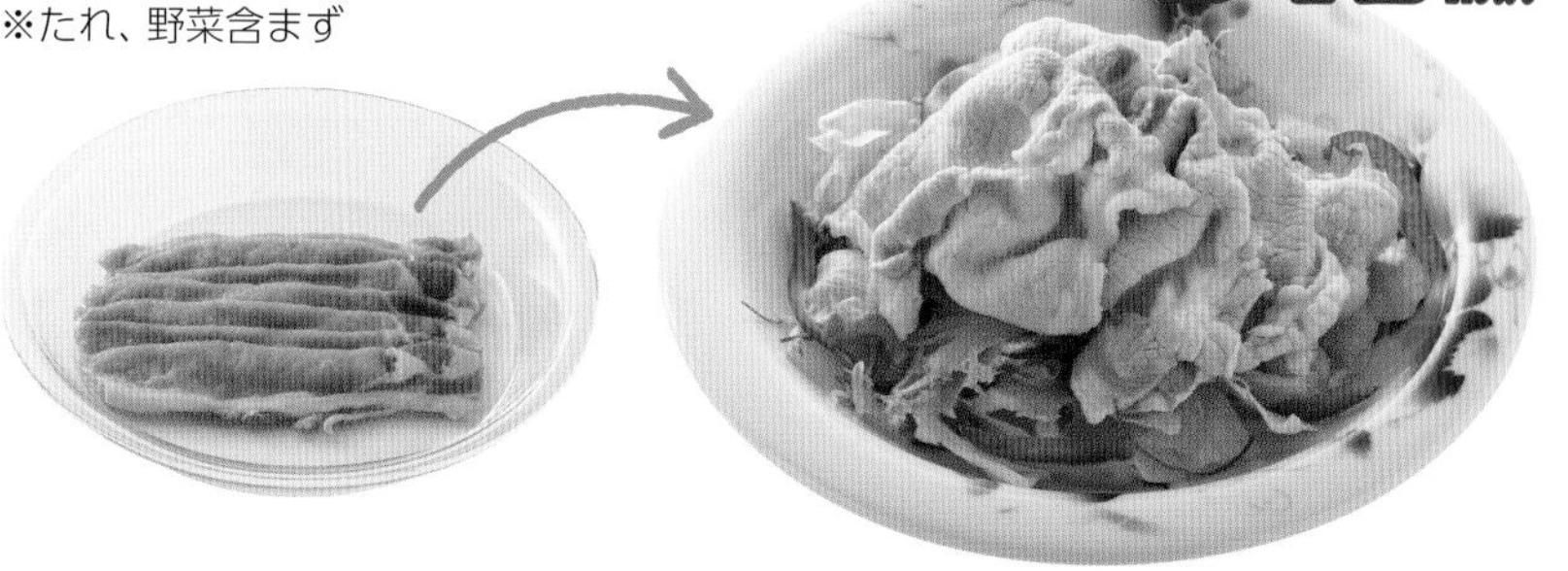

## 豚肉120g しょうが焼き　333kcal

※漬け込み液のカロリー含む、
野菜含まず

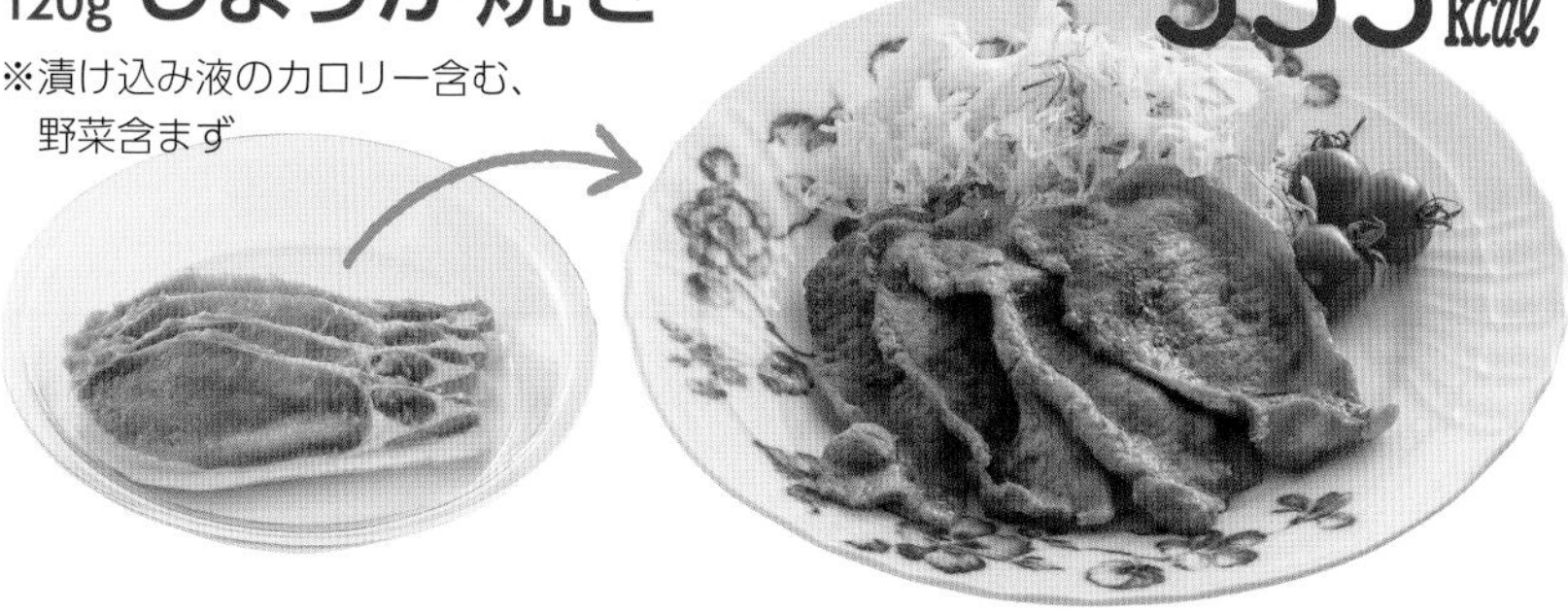

## 豚肉120g とんかつ　432kcal

※ソース、野菜含まず

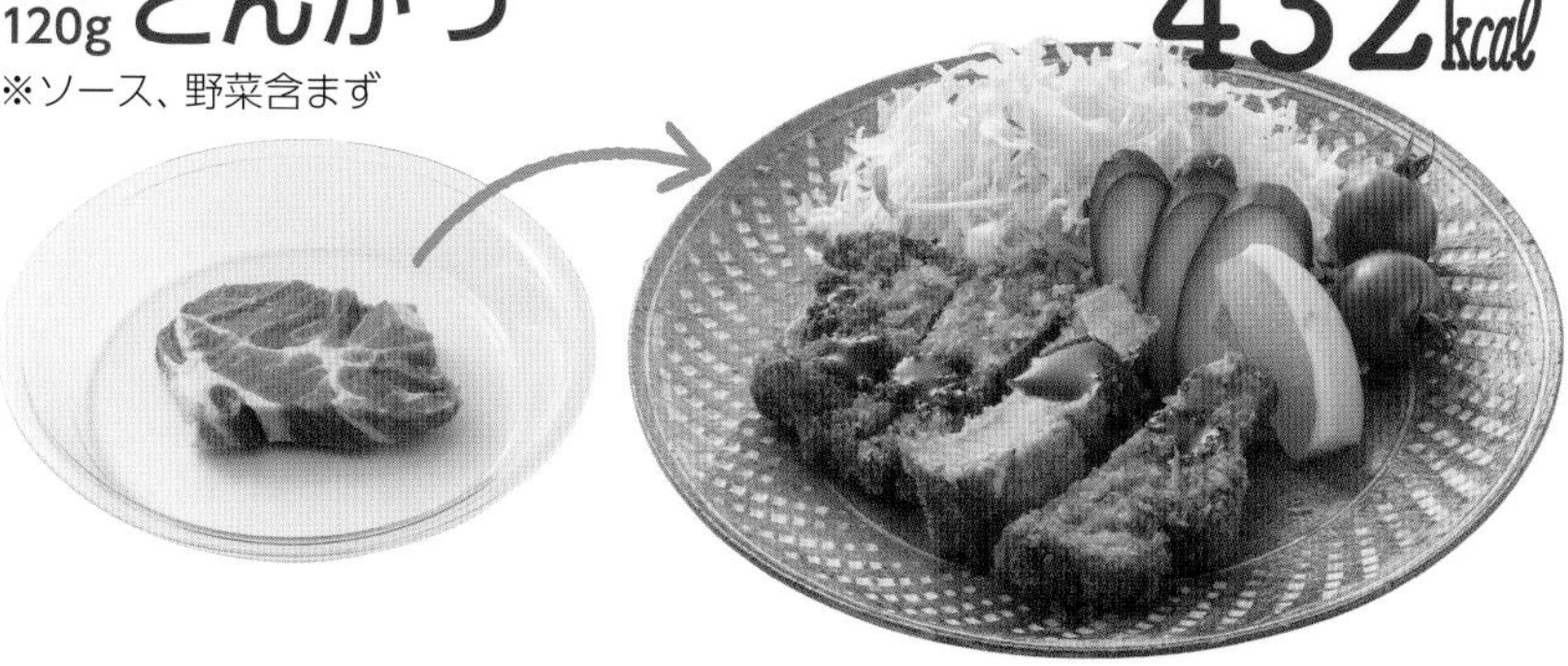

※『日本食品標準成分表2019年版（七訂）』『調理のためのベーシックデータ第4版』（女子栄養大学出版部）

# 池田病院の
# 調理のヒントベスト❺

池田病院が心がけている
減塩でもおいしく、ヘルシーでも満足感が得られる
5つの調理ポイントをご紹介します。

## ①まず、だしを取ろう

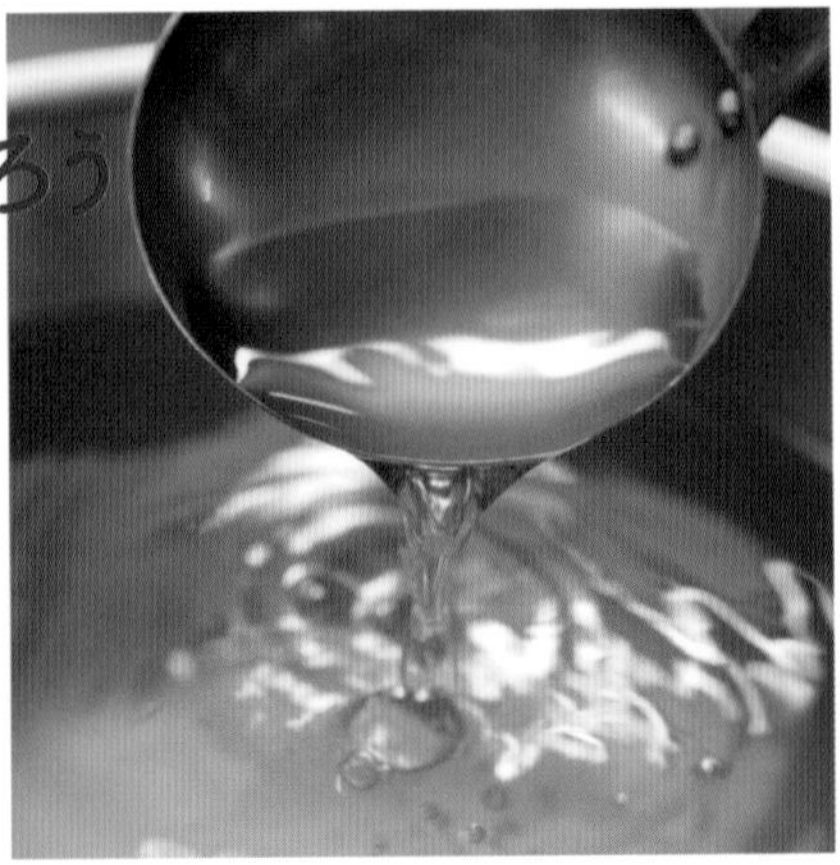

カツオと昆布でだしを取るのが理想ですが、ご家庭では化学調味料不使用の既存のだしパックを活用していただいてもOK。できることからはじめるのが、長続きするコツです。

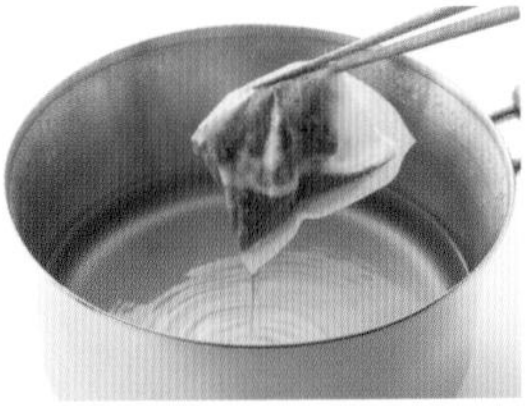

## ②低カロリー食材でかさ増し

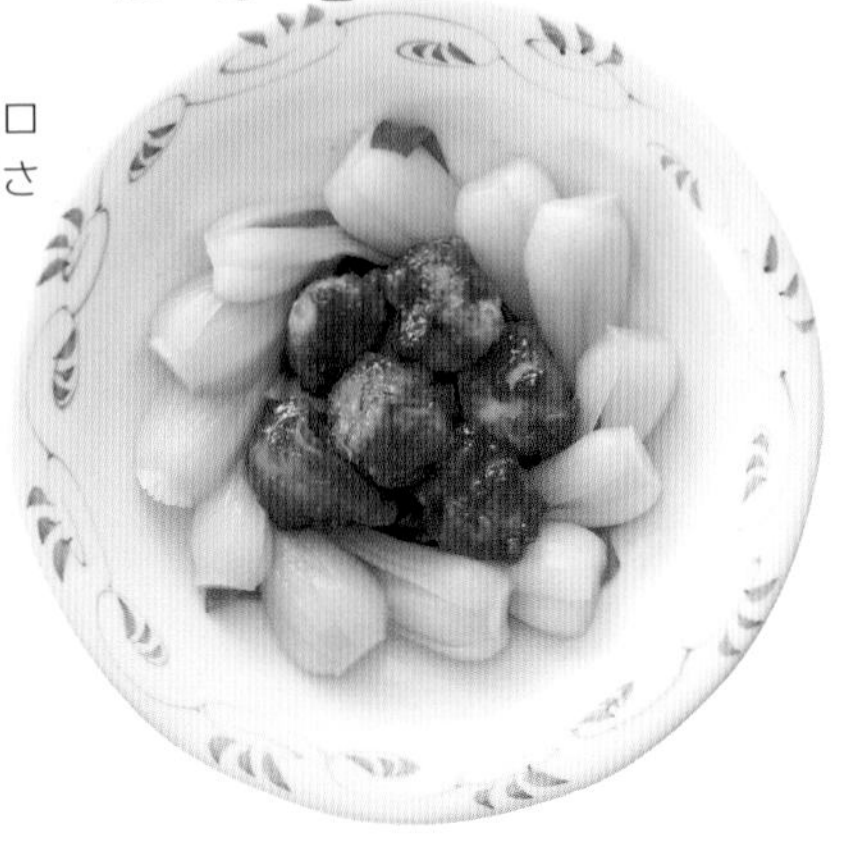

野菜や海藻、きのこ類など、低カロリーな食材を上手に使うことでかさが増し、満足度を高めます。

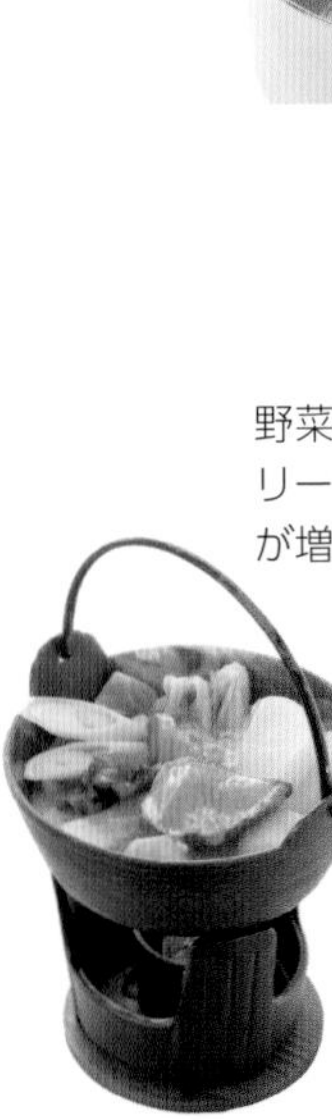

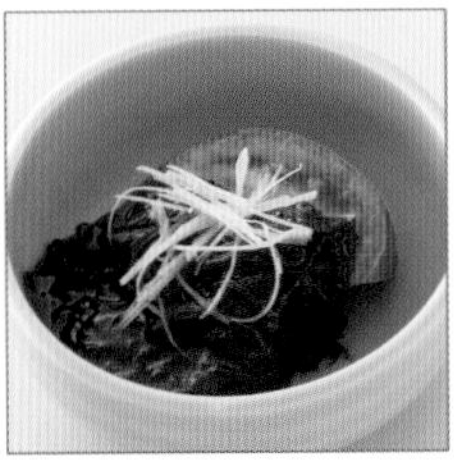

## ③ きちんと計量、塩分は控えて

うま味のだしをきちんと取っていれば、塩分は少しですみますが、調味料を計量する習慣も減塩につながります。

コンマ2桁の電子秤や計量スプーンも活用して。

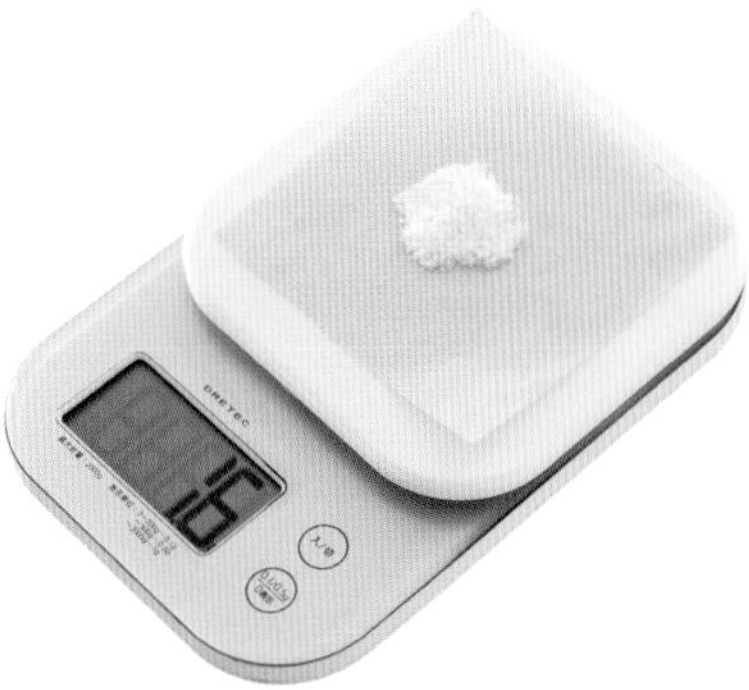

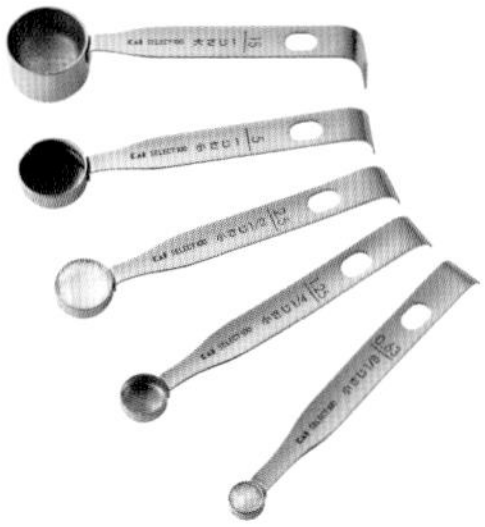

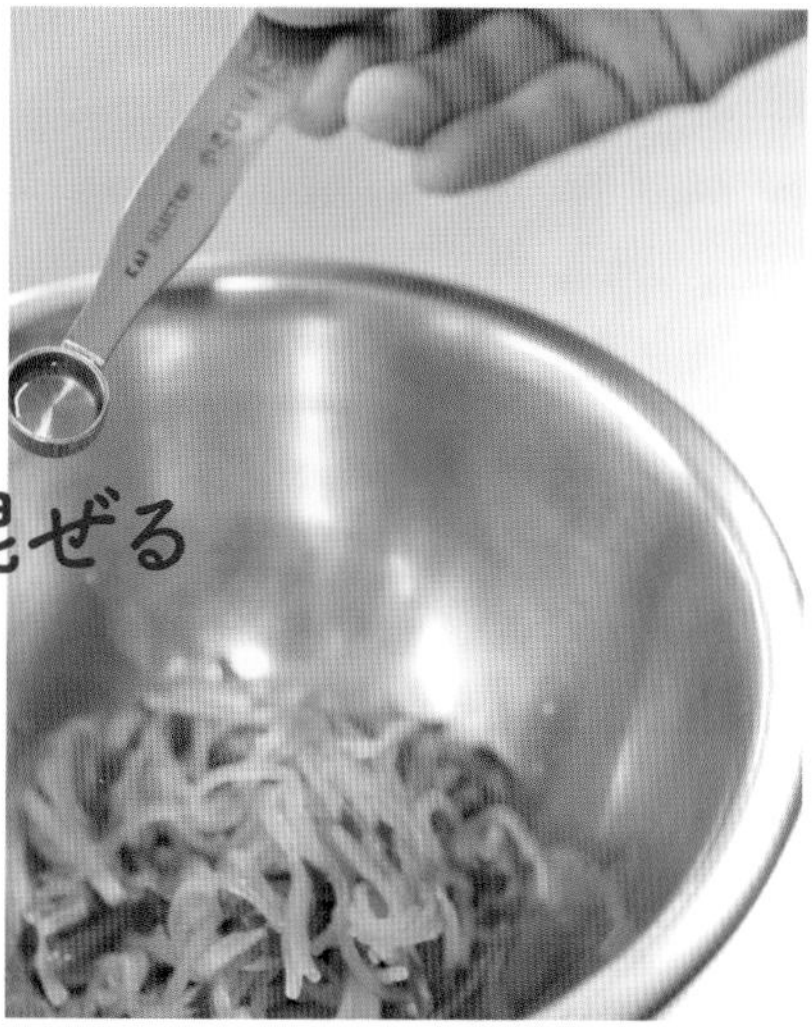

## ④ ボウルの中で混ぜる

作る分だけ計量してボウルの中で調味します。そうすることで味が均等になり、ムラになりません。

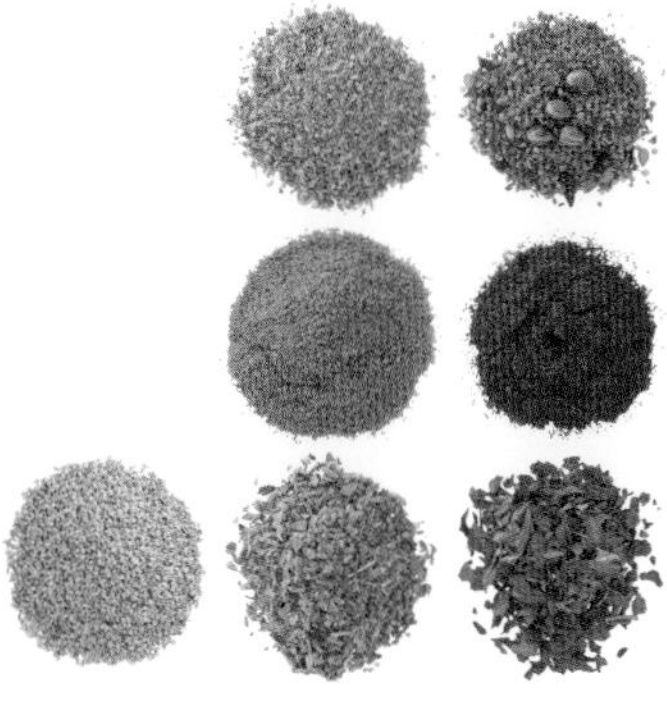

## ⑤ スパイスを効かせよう

スパイスやハーブなどを上手に使い、香りや味に深みを増すことで、薄味でも満足できるように工夫しましょう。

# 朝食こそしっかり食べて、体内時計をリセットしよう

「ＢＲＥＡＫＦＡＳＴ」は朝食の英語表記ですが、これにはＦＡＳＴ（断食）をＢＲＥＡＫ（破る）という意味があります。断食によって贖罪を行い、断食明けには身も心も浄化されている、ということのようです。

朝起きて太陽の光を浴び、さらに朝食を摂ることで、新しい１日に向けて体内時計がリセットされるのは、まるで断食明けと重なるようで、朝食（ブレックファスト）の本来の意味を深く考えさせられます。

朝食を摂ることで、カラダ中の臓器も活発に動きはじめて代謝機能も高まります。ダイエットのためだからと朝食を抜くのは、かえって便秘がちになりカラダにはよくありません。食事を三度三度きちんと食べることでカラダが時間感覚を覚え、体内時計をサポートするともいわれます。

１回の食事を抜いて、空腹状態で次の食事を摂ると、血糖値が急上昇し、これを下げるためにインスリンが大量に分泌されます。これがすい臓を疲れさせ、「太りやすい体質」にもなります。きちんと食事ができる生活を送りましょう。

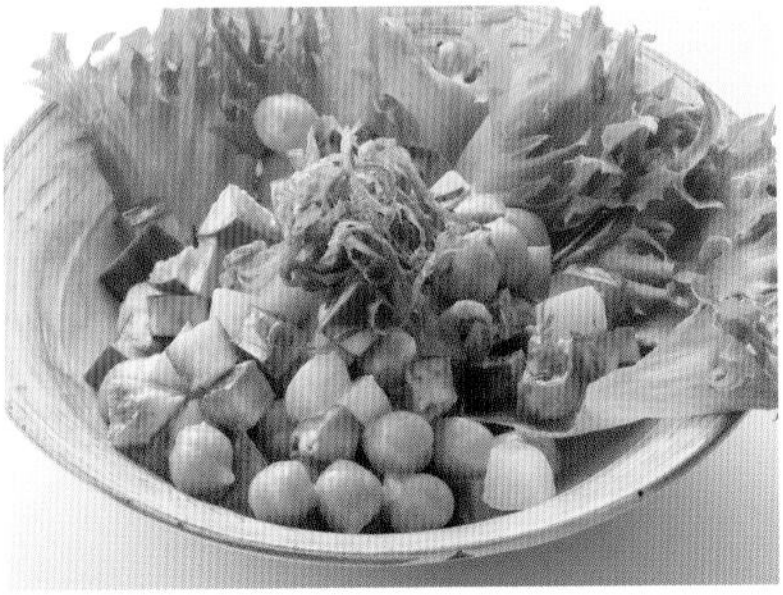

**ひよこ豆のサラダ**

ボウルにひよこ豆、トマト、セロリ、キュウリを入れ、マヨネーズ、フレンチドレッシング、レモン汁、食塩を合わせたものを加えてふんわり混ぜ合わせて、サニーレタスを敷いた上にのせ青じそを天盛りにする。

# 朝食 564kcal

朝に日を浴びてカラダをリセットすると同様に、
朝食も1日の食事で一番重要なリセットタイムです。
カラダを目覚めさせるためにも、朝食は必ず食べましょう。

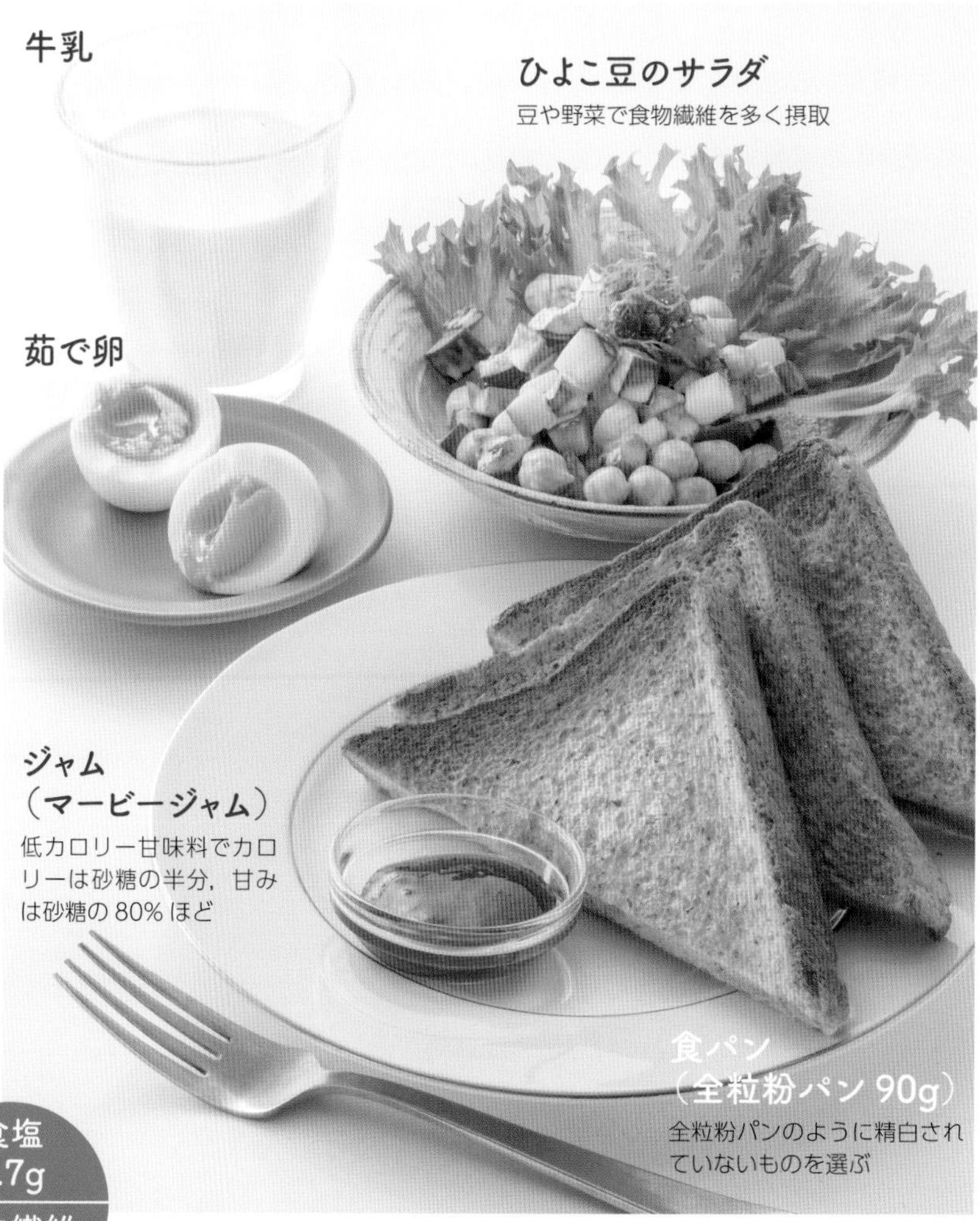

牛乳
ひよこ豆のサラダ
豆や野菜で食物繊維を多く摂取
茹で卵
ジャム
（マービージャム）
低カロリー甘味料でカロリーは砂糖の半分，甘みは砂糖の80%ほど
食パン
（全粒粉パン 90g）
全粒粉パンのように精白されていないものを選ぶ


食塩
1.7g
食物繊維
5.5g

# 昼食の麺類も野菜を加えてバランスアップ

1日288・2g！　これは厚生労働省の食生活調査『平成29年国民健康・栄養調査（結果の概要）』）でわかった成人男女の平均野菜摂取量です。摂取目標値が「1日野菜350g」ですので、まだまだ足りません。

野菜が「健康によい」ことは誰もが知っていますが、だからといって進んで食べられているというわけではないようです。野菜といえばサラダなどの生野菜を連想しがちですが、生野菜の350gはかなりボリュームがありますね。でも、茹でたり、煮込んだりすれば食べる量はかなり減ります。

昼食は麺類など調理が簡単な食事になりがちですが、少しの工夫で野菜をたくさん摂ることができます。麺と一緒に冷蔵庫の中の野菜を茹でたり、煮込んだりすれば、野菜のうま味も出て立派な一品になります。

また、酢の物やおひたしなどの小鉢を添えると、野菜摂取の目標値もクリアできます。外食時は、単品メニューより小鉢や野菜が添えてあるセットメニューを選び、コンビニ弁当の日はサラダを一品追加するとよいでしょう。

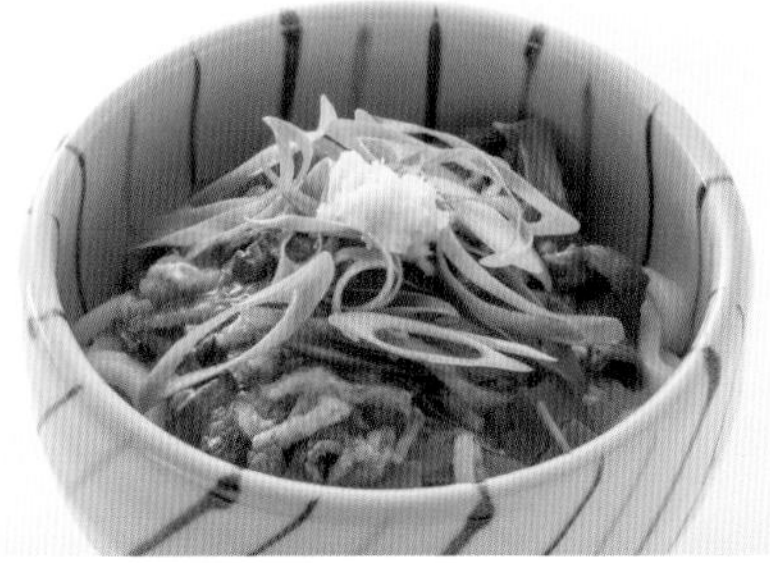

## 五目あんかけうどん

鍋に油を熱し、牛肉、ゴボウ、ニンジンの順に炒め、だしを加える。エノキ茸と油揚げを加えひと煮立ちさせ、醤油を加える。最後にごま油を入れ、片栗粉でとろみをつける。茹でたうどんの上にかけて、おろしショウガとネギを加える。

# 昼食 493kcal

単品の麺類も牛肉、ゴボウやニンジンの根菜類に、
ほかの野菜やキノコを足して。
ボリュームがあり、食物繊維もたっぷりです。

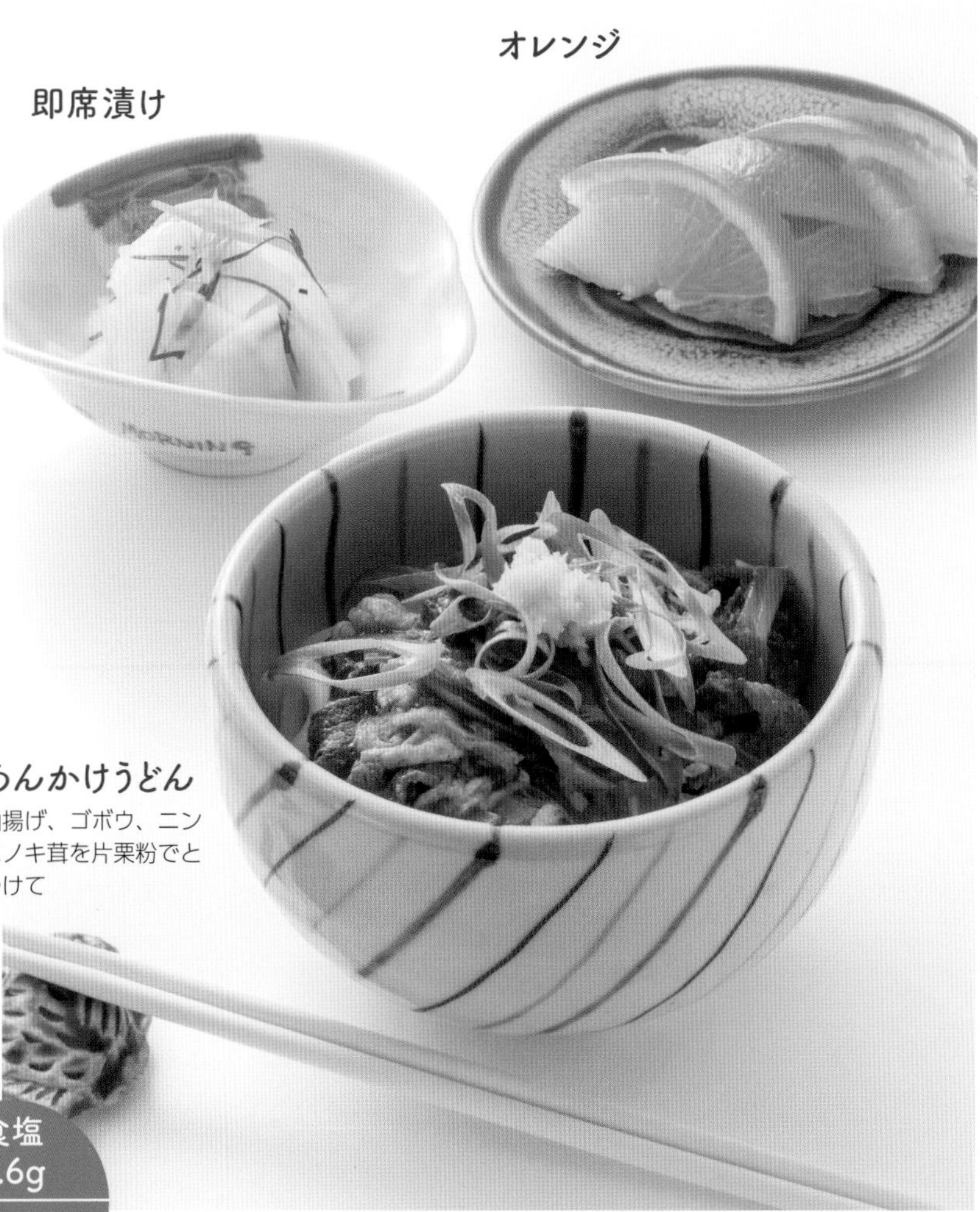

オレンジ

即席漬け

五目あんかけうどん

牛肉、油揚げ、ゴボウ、ニンジン、エノキ茸を片栗粉でとろみをつけて

食塩
2.6g

食物繊維
6.5g

# 夕食は遅くなりすぎず、あっさり和食中心で

夕食をいただく上で守りたいのは、体内時計のリセットがうまくいくように、夕食と翌日の朝食までの絶食時間を、ほかの食事との間隔より長くすることです。したがって、どうしても夕食が遅くなりそうな場合は、何か胃に負担にならないものを軽く食べておくのもよいでしょう。

一番重きを置くべき食事は、1日のはじまりにいただく朝食です。夕食は眠りに就く前にいただくものなので、本来は軽めが理想です。

食事は低カロリーとともに、塩分の摂取量も控えましょう。現在の日本人の1日あたりの平均食塩摂取量は男性が11・1g、女性は9・4gです。しかし、厚生労働省が定める1日あたりの目標値は男性8g、女性7gです。夕食にドカ食いする傾向のある方は、塩分にも注意が必要です。

ご紹介する献立は、朝食564キロカロリー、昼食493キロカロリー、夕食は630キロカロリーと合計1687キロカロリーで減塩メニューです。肥満や血糖値が高めの糖尿病予備軍の方向きの献立ですので、お試しください。

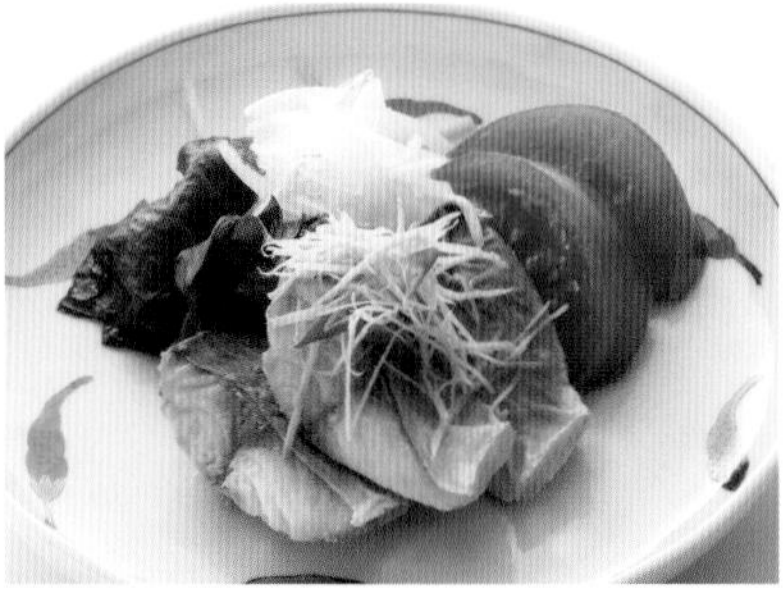

## 焼きさばのポン酢かけ

さばに塩を振り下味をつける。小麦粉をまぶして熱したフライパンで中に火が通るまでごま油を加えて加熱する。皿に玉ねぎの薄切りとわかめを盛りさばをのせ、ショウガとネギを盛り付け、味ポン酢を回しかけてトマトを添える。

# 夕食 630kcal

麦ご飯と焼き魚、ほうれん草のみそ汁に煮物、和え物の
一汁三菜で1日の〆とします。3食トータル1687キロカロリー。

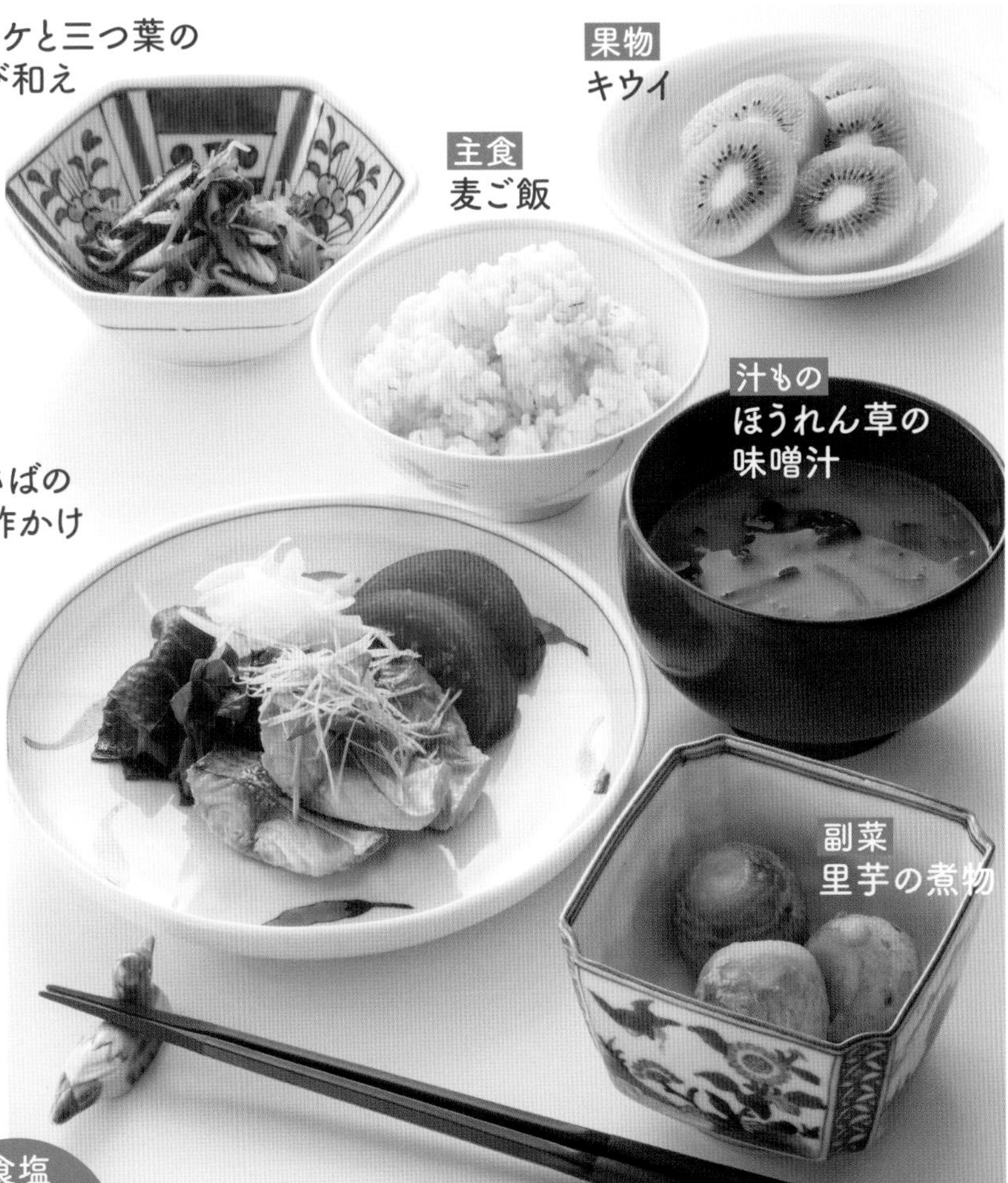
副菜
シイタケと三つ葉のわさび和え
果物
キウイ
主食
麦ご飯
汁もの
ほうれん草の味噌汁
主菜
焼きさばのポン酢かけ
副菜
里芋の煮物
食塩
3.6g
食物繊維
7.9g

# 池田病院のオススメ最初に食べたい小鉢

日本で一番おいしい病院食レシピの池田病院で、最初に有名になったのは小鉢料理でした。

病院の「たんいや」というイベントで1単位（食品交換表で用いる表示方法、1単位＝80キロカロリー）の料理を展示し、レシピを配布していました。本来は入院食としての低カロリーの副菜でしたが、患者さんやそのご家族の間でおいしいと評判になったため、レシピ点数を増やし、患者さんたちの食生活を豊かにしてきました。いつの間にか100を超えるほどの充実ぶりです。

この1単位の小鉢料理は味の変化が付けやすく常備菜となるので、和洋中と応用が利く便利な小鉢たちです。食事の最初に食べることで糖質（血糖値）の上昇を抑える要となっているのです。

数ある小鉢レシピの中から、海藻、豆、キノコを使った3品をご紹介します。いずれも食物繊維、ミネラル、ビタミンがたっぷりです。

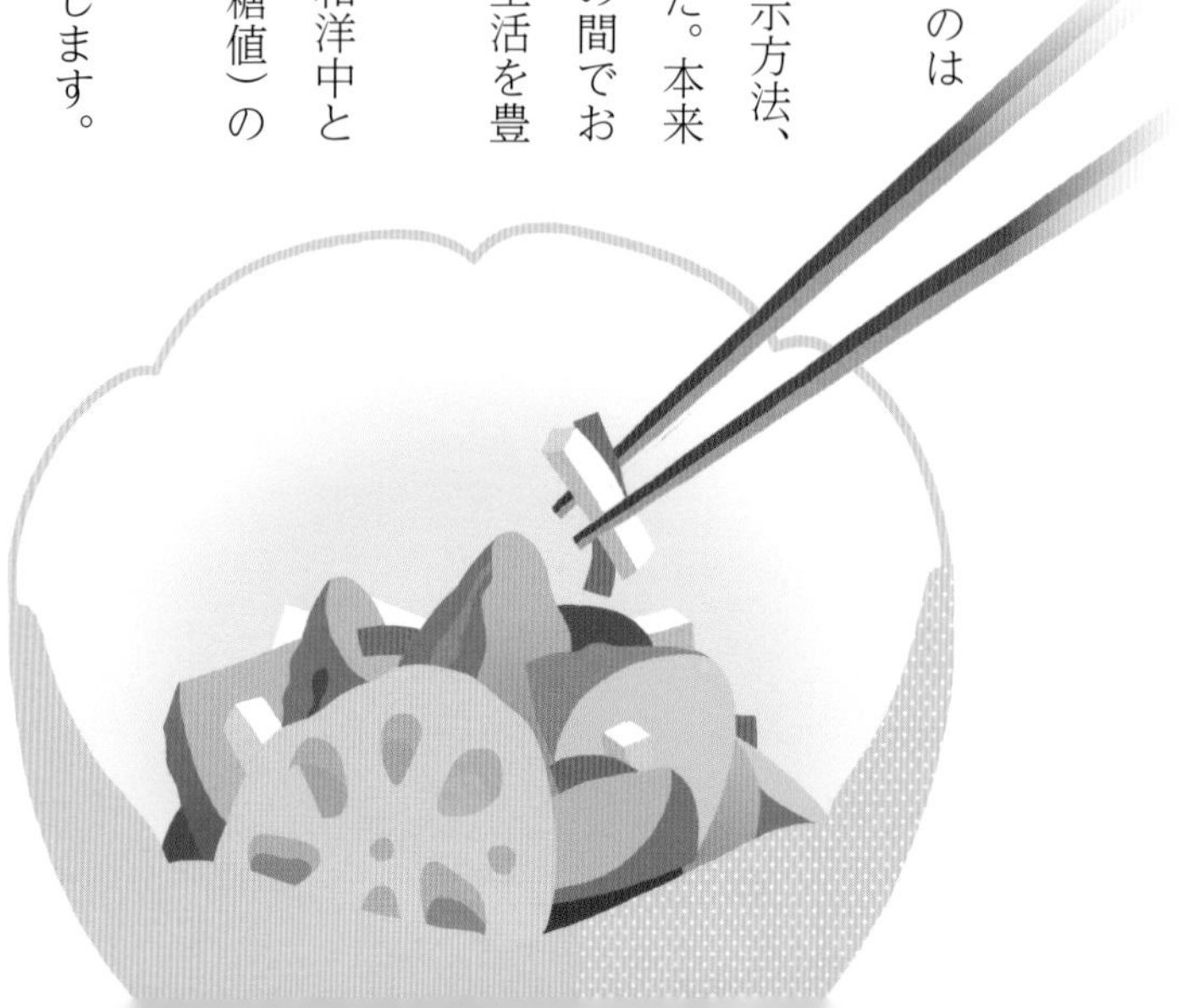

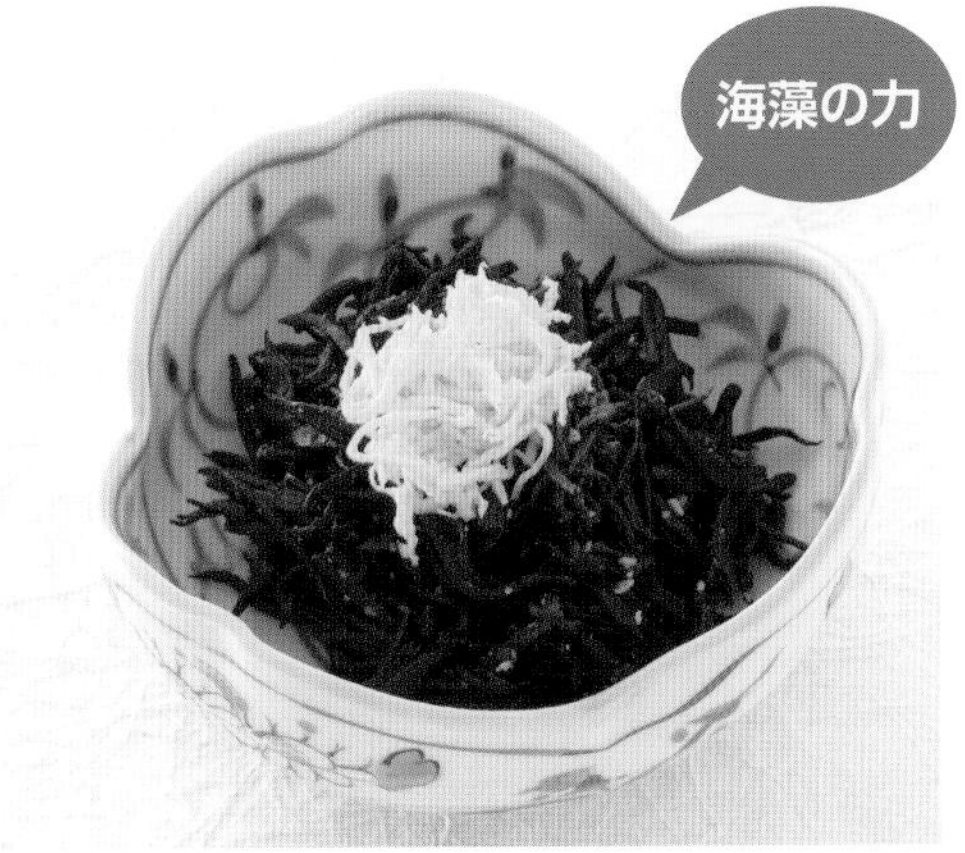


## ひじきのしょうが酢和え

もどしたひじきをだし汁と調味料の鍋に入れ、しっとりするまで煮つめる。しょうが汁とごまを加えてひと混ぜしたら器に盛り、錦糸卵を天盛りにする。酸味の効いたさっぱりした風味で、通年楽しめる小鉢。

## 金時豆のミネストローネ

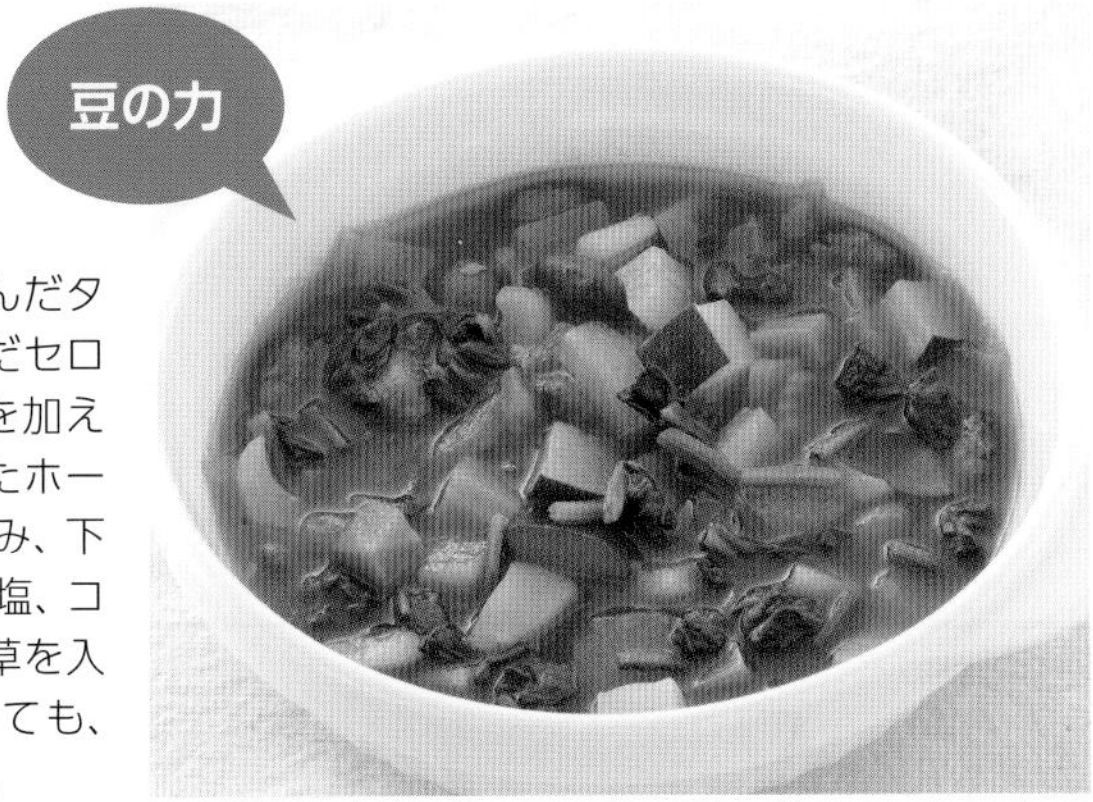


鍋にオリーブ油を熱し，刻んだタマネギを炒め、さらに刻んだセロリ、ニンジン、ズッキーニを加え炒める。スープと裏ごししたホールトマト、白ワインで煮込み、下茹でした金時豆を加えたら塩、コショウで調味し、ほうれん草を入れて火を止める。温かくしても、冷たくしてもおいしい一皿。

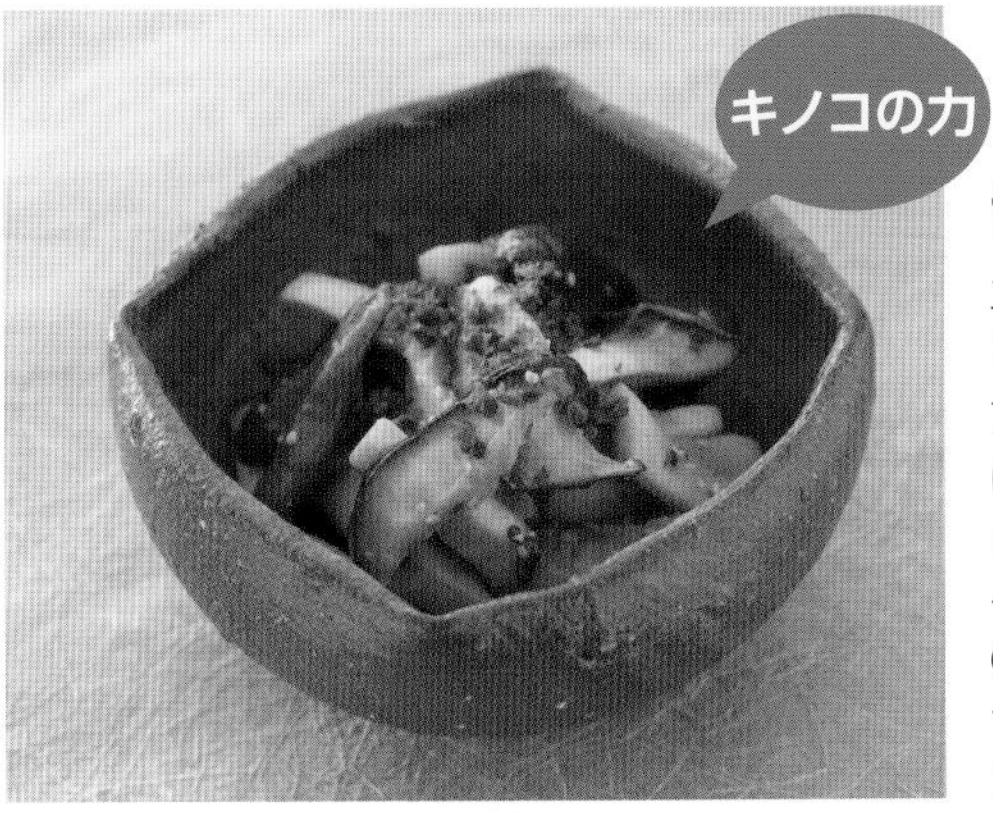


## きのこのマリネ

エリンギ、生しいたけをせん切りして、アルミホイルに包み、オーブントースターで焼いたら、事前に合わせておいたドレッシング（粒マスタード、オリーブ油、白ワイン、ワインビネガー、塩）できのこが熱いうちに和えて、刻みパセリをちらす。肉や魚の洋風料理に合う一品。

## 食べて治す、食べて予防
## 日本で一番おいしいレシピの池田病院

池田病院は1972年の開設以来、糖尿病専門病院として多くの患者さんに接し、治療に携わってきました。

糖尿病の最善の治療は、食事療法、運動療法、薬物療法の三つをバランスよく着実に行うことですが、とくに食事療法は糖尿病とうまく付き合っていくための〝カギ〟になります。そのために、池田病院は適正カロリーでおいしい食事を提供できるよう長年研究を行い、現在では「日本で一番おいしい食事を提供する病院」として多くの方々の評価を得ています。

病院で一番眺めのよい場所に食堂を設置し食事を提供するとともに、入院患者さんや外来の患者さんの食事・栄養指導も行っています。

また、ほかの病院にはない池田病院の特徴として、患者さんの〝病態〟や〝要望〟に応じたさまざまな「入院治療」を実施しています。本来、糖尿病教育入院の期間としては約2週間が望ましいのですが、患者さんの要望や都合に合わせて2日〜1週間など柔軟に対応しています。さらに、池田病院は肥満症専門病院でもあり、適正で健康的な食事を摂りながらの減量目的入院も可能です。患者さんがいま必要とする入院システムを活用いただくことができます。

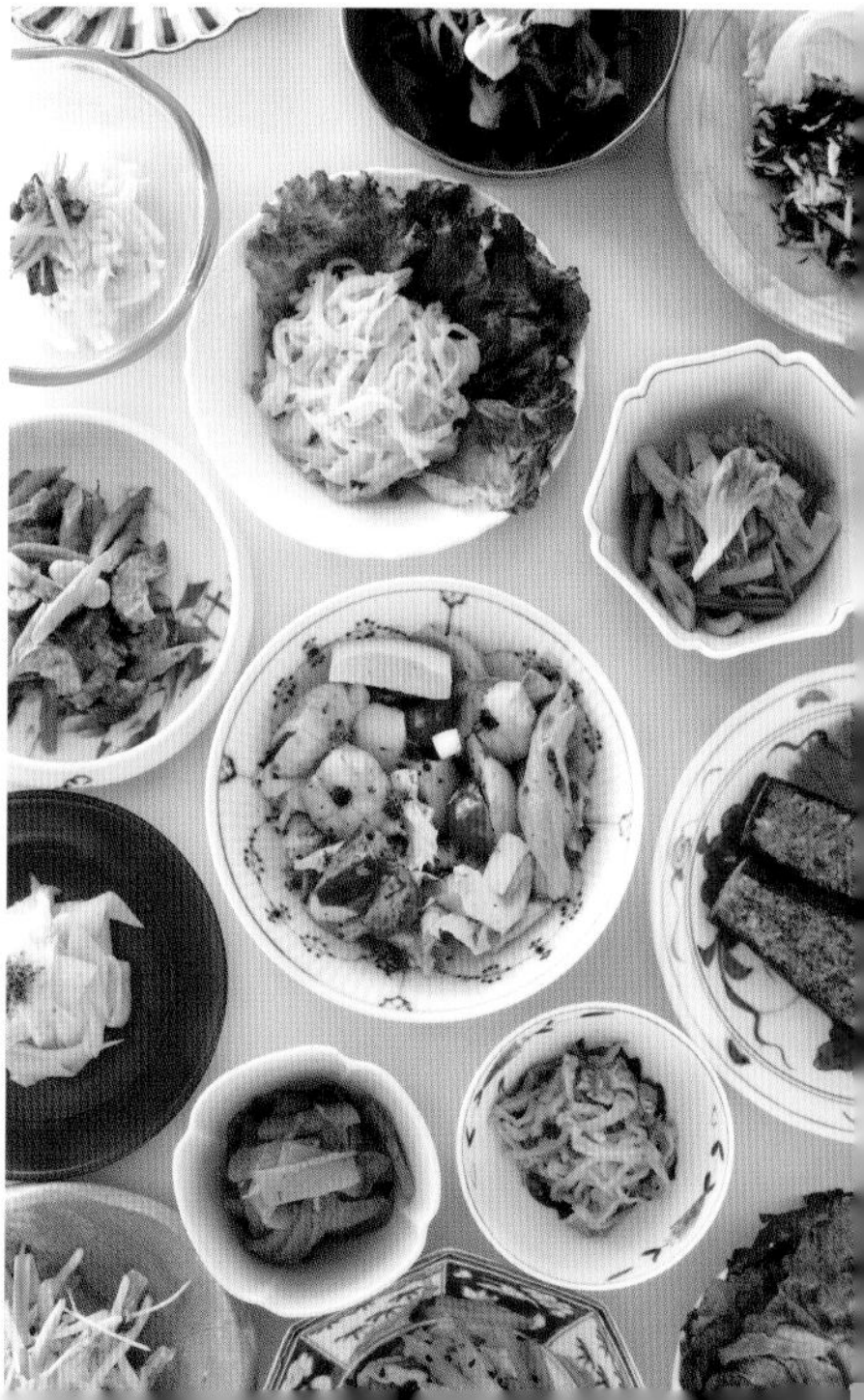

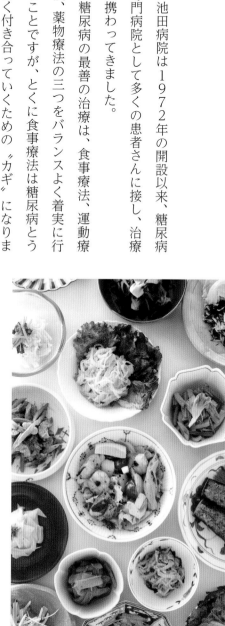

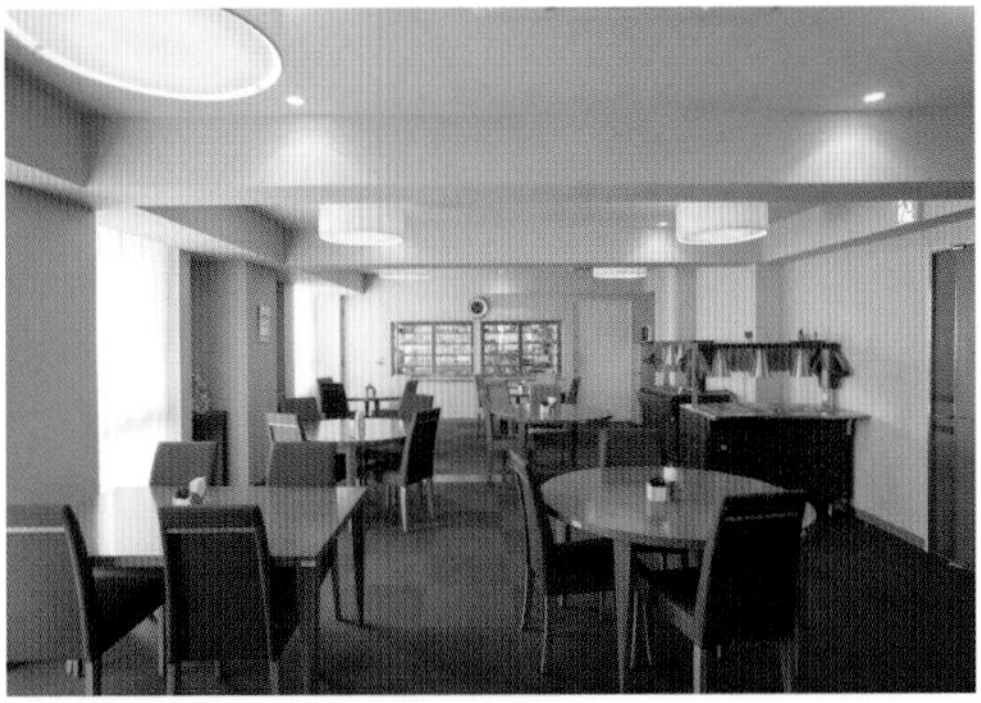

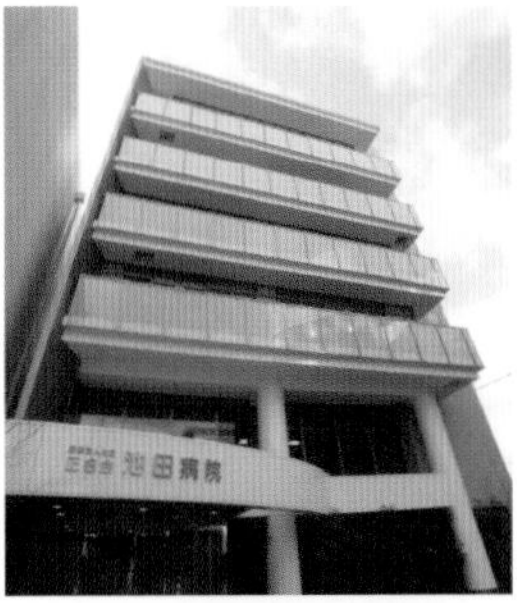


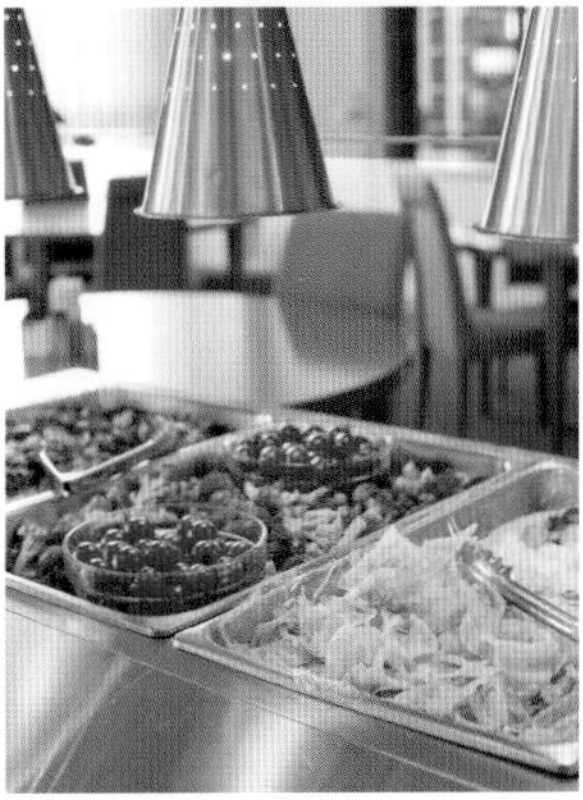

## 池田病院の「入院治療」

**●1日入院**

適切な糖尿病食を食べていただきながら、1日の血糖値の動きを正確に判定します。 蓄尿検査によりインスリン分泌能や腎臓機能を検査します。 土曜・日曜・祝日を利用しての入院も可能です。

**●3日入院**

上記1日入院と同じ検査を実施し、治療を見直したり、治療変更後の確認を行ったりします。

**●1週間入院**

血糖コントロール改善のために病態を評価して治療変更を行います。 治療体験（食事・運動）や各スタッフの個別指導が可能です。

**●2週間入院**

糖尿病治療の基本を学び、各スタッフからの個別指導や集団指導を行います。 血糖値が高い場合や糖尿病発症初期の患者さんに適しています。

**●ナイトホスピタル**

昼間は仕事、夕方から病院で治療、療養指導を受けるとくに忙しい患者さん向けです。職場が近いなどの条件があります。

糖尿病のほかに、池田病院は「日本肥満学会 認定肥満症専門病院」でもあり、肥満症の治療にも積極的に取り組んでいます。

# あとがき

本書は、未病の方や糖尿病予備群の方に向けて、正しい知識を持って生活を見直してもらうための一冊としてまとめました。最新の「時間栄養学」で解説した1日の時間の使い方は、一生の時間の使い方にもつながります。書名にある「食べ方」は「生き方」でもあると思います。

糖尿病などの生活習慣病は、一生付き合っていかなければならない病気です。現在は治療法がある程度確立されているので、きっちり治療を継続していれば、健康で長生きすることができますし、コツさえつかめれば、普通の人と同じように生活を楽しむことができます。

私の父が池田病院を開院した当時は、糖尿病患者さんはまだ少なかったと聞いています。それが50年近く経過した現在では、糖尿病をはじめとした生活習慣病を持つ患者さんは激増しました。池田病院は、開院した当時から「糖尿病専門」を掲げて今日までやってきました。多くの患者さんとともに医療体制も整備を重ね、現在は約４６００人の糖尿病患者さんを診療しています。その中には30年以上にわたり当院に継続通院している患者さんも、たくさんおられます。

糖尿病を発症してしまったなら、やはり一度は専門の医療機関での診察と指導を受けたほうがよいと思います。池田病院のように病院全体が「糖尿病専門」という施設は日本でも数少ないですが、最近は糖尿病専門を掲げている診療所やクリニックが増えています。インターネットなどで検索すると近くの専門クリニックが見つかるかもしれません。

また、近くに専門のクリニックがなかったとしても、総合病院などの糖尿病内科、糖尿病・内分泌内科、糖尿病・代謝内科、内分泌・代謝内科などを受診してみてもよいと思います。これらの病院には、必ず糖尿病専門医がいるはずです。また、管理栄養士もいますので、食事療法を指導してくれます。総合病院の糖尿病内科を受診しても、糖尿病や生活習慣病が軽症なら、一通りの検査や指導を受けた後には、おそらく地域の内科の開業医での継続診療を勧められると思います。いわゆる「かかりつけ医」で診てもらってくださいと言われることが多いでしょう。食事・運動療法のみ、あるいは1～2種類くらいの内服薬の治療で血糖コントロールが良好な場合は、近くの内科の開業医に診てもらうことで大丈夫だと思います。しかしながら、普通の開業医には栄養士はいませんし、医師も患者さんにくわしく指導をしている時間はないのが現状です。ですから、普段は近くの開業医に診てもらって、数か月から半年ごとに、あるいは必要に応じて、総合病院の糖尿病内科にも診てもらう、栄養指導を受けるなどの診療形式を続けるのが、もっとも望ましいことだと思います。日本糖尿病学会のホームページには、糖尿病専門医の検索ページがありますので、利用してみてください。http://www.jds.or.jp/modules/senmoni/

糖尿病をはじめとした生活習慣病は、治療を継続することが本当に大切なことです。続けるためには、食事・運動療法にしても、薬物療法にしても、医療機関を受診する形式にしても、〝無理がないこと〟が重要です。どこかに無理があると、やはり続けられません。今は薬物療法もかなり進歩しており、無理なく続けられる治療法もたくさんあります。糖尿病になってしまったとしても、前向きに治療に取り組めば、なんら悩むことはありません。信頼できて、ずっと付き合っていける医療機関を見つけることが大切なことだと思います。

2020年2月

医療法人社団 正名会 池田病院　院長 池田弘毅

■監修
医療法人社団 正名会 池田病院
院長：池田弘毅
臨床部：宇佐美 勝
運動課：成澤勇樹

■調理指導
池田病院栄養課
栄養課糖尿病療養指導士：城内繭子

STAFF
執筆協力――大須賀哲司
イラストレーション――アサリマユミ
後藤晴彦（P80～P83）
撮影――太田恭史
装丁＋本文デザイン――オフィスハル
鳴島幸夫
DTP製作――株式会社明昌堂
校正――株式会社円水社
編集――株式会社ウイープラネット
川崎阿久里（世界文化社）

# 糖尿病専門病院が教える 日本で一番おいしい食べ方

発行日　2020年3月30日初版第1刷発行

著　者　医療法人社団 正名会 池田病院
発行者　竹間 勉
発　行　株式会社世界文化社
〒102-8187
東京都千代田区九段北4-2-29
編集部　電話　03（3262）5118
販売部　電話　03（3262）5115

印刷・製本　株式会社リーブルテック

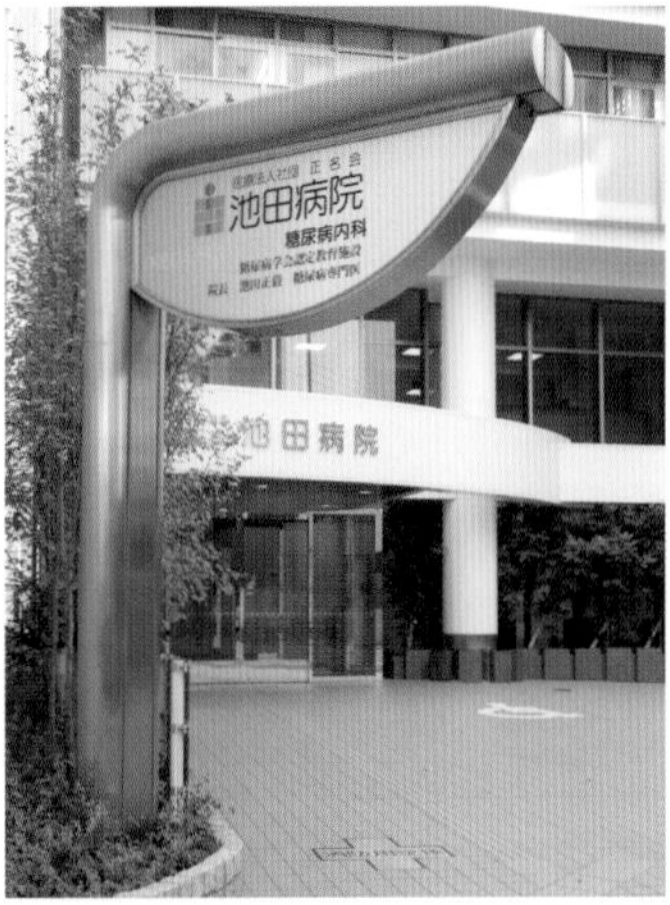


医療法人社団 正名会
**池田病院**

糖尿病専門病院の草分けであるとともに、チーム医療など革新的な糖尿病治療の先駆けとしても知られる。全国で490施設が認定されている「日本糖尿病学会 認定教育施設」のひとつであり、「日本肥満学会 認定肥満症専門病院」にも認定。1972年4月、先代の池田正毅院長のもと池田クリニックとして開設。翌73年には「糖尿病友の会」が発足し、83年「池田ひまわり会」に改称。85年、地域医療の充実のため「池田病院」へと規模を拡大。91年4月、7階建てに改築し、糖尿病治療のソフト・ハード面が充実。2012年4月、池田弘毅氏が院長に就任。

診察科目／糖尿病内科
病床数／37床
〒661-0002
兵庫県尼崎市塚口町1-18-5
電話 06-6421-1680（代）
FAX 06-6427-4170（代）
ホームページ　www.ikeda-hp.jp/


ISBN978-4-418-20303-1